歯科臨床のエキスパートを目指して　vol. I　コンベンショナル レストレーション

2
プロビジョナル レストレーション
Provisional Restoration

監　修　山﨑長郎
編　集　茂野啓示　北原信也

医歯薬出版株式会社

This book was originally published in Japanese
under the title of:

SHIKARINSHŌ-NO EKISUPĀTO-O MEZASHITE — KONBENSHONARU RESUTORĒSHON: 2 PUROBIJONARU RESUTORĒSHON
(Going for becoming an expert on dental practice — Conventional Restoration: 2 Provisional Restoration)

Editors:
YAMAZAKI, Masao
    Harajuku Dental Office
SHIGENO, Keiji
    Kitayama-Shigeno Dental Clinic
KITAHARA, Nobuya
    Nobu Dental Office

© 2004 1st ed.

ISHIYAKU PUBLISHERS, INC.
    7-10, Honkomagome 1 chome, Bunkyo-ku,
    Tokyo 113-8612, Japan

「歯科臨床のエキスパートを目指して──Vol. I コンベンショナルレストレーション」執筆者一覧

2 プロビジョナルレストレーション

- 相原英信　**AIHARA Hidenobu**
  〒179-0074　東京都練馬区春日町 6-5-15　練馬春日町デンタルクリニック

- 今井俊広　**IMAI Toshihiro**
  〒683-0853　鳥取県米子市両三柳 2033　今井歯科クリニック

- 岩淵一文　**IWABUCHI Katsufumi**
  〒224-0057　神奈川県横浜市都筑区川和町 1676　デンタル パロ・アルト

- 北原信也　**KITAHARA Nobuya**
  〒104-0061　東京都中央区銀座 3-5-7　銀座マツザワビル 4 階　ノブデンタルオフィス

- 茂野啓示　**SHIGENO Keiji**
  〒603-8053　京都市北区北山通り　府立資料館前中西館 3 階　北山茂野歯科医院

- 千葉豊和　**CHIBA Toyokazu**
  〒064-0808　北海道札幌市中央区南 8 条西 9 丁目　千葉歯科クリニック

- 土屋賢司　**TSUCHIYA Kenji**
  〒102-0093　東京都千代田区平河町 1-4-12　KDX 平河町ビル 1 階　土屋歯科クリニック＆ works

- 土屋　覚　**TSUCHIYA Satoshi**
  〒107-0062　東京都港区南青山 5-11-14　H&M EAST 210　DENTCRAFT Studio

- 西川義昌　**NISHIKAWA Yoshiaki**
  〒151-0064　東京都渋谷区上原 1-29-9　ロイヤルホームズ代々木上原 201　代々木上原デンタルオフィス

- 羽兼雅広　**HAGANE Masahiro**
  〒103-0015　東京都中央区日本橋箱崎町 20-1　アンソレイエ 2 階　箱崎デンタルクリニック

（五十音順）

監修者の序
—コンベンショナルレストレーション発刊にあたって

　歯冠修復治療の目的は，この数十年変わることはなかった．おそらく，これからの数十年も変わることはないと思われる．すなわち，失われた，ないしは低下した機能と審美性を回復すること，そして，残存組織の保全を図るということは，歯冠修復治療の目的として変わることはないだろう．しかし，その目的を達成する技術，材料はもちろんのこと，治療技術を選択し，治療を確実にするための診査・診断の基本は，この十年で激変したといってよい．それは，歯冠修復治療そのものの進歩でもあるし，歯周治療，齲蝕，接着，マイクロスコープの導入などの周辺分野の進歩が歯冠修復治療の効果を向上させたという面もある．

　さて，歯冠修復治療における"激変"とは具体的に何かといえば，第一にあげるべきは1980年代においてわが国においても大きな話題となった「歯周補綴」の治療成績を向上させる際に検討が加えられた歯冠修復物と歯周組織との生物学的な関係が明確になったことである．このことは，歯冠修復治療の現代的な方法としてのインプラントに反映されることになり一層研究が集中的に進展し，その関係性は今ではかなり明確になったといえるだろう．つまり，これまでのように歯を対象とする場合でも，インプラントを対象とする歯冠修復治療においても，歯周組織の保全を図るうえでの基準を得ること，すなわち診査・診断を行うことができるようになったのである．また，このことにより，歯冠修復物を取り巻く軟組織の処置を確定的に行うことが可能となり，歯だけではなく歯周組織も含めた審美性の獲得を計画的に行うことができるようになった．

　次にあげるべきは，カリオロジーに基づく診査・診断とカリエスコントロール，そして接着による歯質保存可能性の拡大である．

　この二つの例にもみられるように，歯冠修復治療の目的は変化していないし，当面，変化することも考えられない．しかし，歯冠修復治療は，そのための診査・診断の基本を確立し，それに基づく治療術式を体系化している．その意味で，基本的な歯冠修復治療という意味での「コンベンショナルレストレーション」は，20世紀から21世紀にかけて大きく進歩した．

　今回刊行された第1巻から第5巻までは，コンベンショナルレストレーションの内容を横断的に整理したものである．是非ご一読いただきたい．

2004年6月
SJCDインターナショナル会長　山﨑長郎

序

「プロビジョナルレストレーションのプロセスが私の臨床の80％以上を占める」―私，茂野の恩師である，いまは亡きProsthodontist（米国補綴専門医），Raymond L Kimの忘れられない言葉である．周囲組織との生物学的，機能的調和を得ることが求められる歯冠修復治療において，プロビジョナルレストレーションとは，Dr Kimのように卓越した補綴専門医においてさえ，これほどの言葉をつぶやかせるものなのである．われわれのような一般的な臨床家が歯冠修復処置を行うならば，プロビジョナルレストレーションのプロセスにもっと時間を割かなければならないだろう．ところが，プロビジョナルレストレーションは一般臨床において，いまだに最終的な歯冠修復物が装着されるまでの暫間的なものと捉えられているように思える．

歯冠修復物を装着するまでのプロセスは，その後のメインテナンスという長い時間軸を考えたならば，一瞬のプロセスである．つまり"最終修復処置"とはいうものの，歯冠修復物を装着するという目的をクローズアップし表現されているにすぎない．しかし，プロビジョナルレストレーションは，歯冠修復物を装着するまでのイニシャルプレパレーションもしくはプロビジョナルトリートメントの段階，そして歯冠修復物装着時の段階，さらには歯冠修復物装着後のメインテナンスステージをも評価し，それぞれの治療基準を満たし段階を踏んだ治療計画を決定するためのプロセスなのである．つまり，あらゆる治療のプロセスに関連するのみならず，治療を再評価するための重要な「修復物」となる．

このプロビジョナルレストレーションのステージを実り多いものとするためには，診断用ワックスアップ（第1巻にて詳述）が不可欠である．診断用ワックスアップという検討過程を抜きにプロビジョナルレストレーションを作製することは原則としてありえない．ところが，プロビジョナルレストレーションの作製に関連して，診断用ワックスアップを一体としてみることは，むしろまれである．そのため，本来は切削の必要のない歯質を削除してしまったり，その結果，不必要な"根管治療"がなされてしまっているケースをみることがある．

プロビジョナルレストレーションは，治療の進捗にあわせて，その段階で修復歯周囲の環境や咬合関係が整っていることを再評価する，再評価のための修復物なのである．つまりそこには修復物の原則がすべて整っていなければならない．本巻では，プロビジョナルレストレーションの目的としてあげられている十数項目のほとんどに関して，具体的に，どのようなプロセスと評価ポイントでプロビジョナルレストレーションのステージをクリアしていくかという点に関しても解説を加えている．

おそらく本書を一読いただければ，冒頭のDr Kimの言葉の意味をご理解いただけるものと思う．この書をひもとくことにより，読者の歯冠修復治療観ががらりと変わるものと期待する．

2004年6月
茂野啓示　北原信也

歯科臨床のエキスパートを目指して

CONTENTS

vol. I　コンベンショナル レストレーション

Conventional Restoration **2** プロビジョナル レストレーション Provisional Restoration
監修＝山﨑長郎　　編集＝茂野啓示　北原信也

目次

08	1	機能と審美性の2要素を評価するために2段階にプロビジョナルレストレーションを用いた症例 Two-staged provisional restoration case to evaluate the two factors of function and esthetics ●土屋賢司　TSUCHIYA Kenji
16	2	審美的基準に沿ったプロビジョナルレストレーションによる最終修復物の決定 Decision of final restoration by provisional restoration that meets esthetic criteria ●北原信也　KITAHARA Nobuya

プロビジョナルレストレーションの概念　Concept of provisional restoration

22	1	プロビジョナルレストレーションの歴史 History of provisional restoration ●茂野啓示　SHIGENO Keiji
24	2	プロビジョナルレストレーションの目的 Purpose of provisional restoration ●茂野啓示　SHIGENO Keiji
26	3	プロビジョナルレストレーションのキャラクタライズ Characterization of provisional restorations ●茂野啓示　SHIGENO Keiji／北原信也　KITAHARA Nobuya
48	4	プロビジョナルレストレーションの要件 Requirement of provisional restoration ●茂野啓示　SHIGENO Keiji

プロビジョナルレストレーションの作製法　Fabrication of provisional restoration

54	1	プロビジョナルレストレーション作製にあたって On fabricating provisional restoration ●北原信也　KITAHARA Nobuya／土屋　覚　TSUCHIYA Satoshi

イラストレーション＝神林光二／有）秋編集事務所
装丁・グラフィックデザイン＝梅村事務所

57	2	プロビジョナルレストレーションの作製法 Fabrication of provisional restoration ●北原信也　KITAHARA Nobuya／土屋　覚　TSUCHIYA Satoshi
65	3	直接法によるプロビジョナルレストレーションの製作 Fabrication of provisional restoration by direct technique ●西川義昌　NISHIKAWA Yoshiaki

クロスマウントプロシージャ　Cross mounting procedure

76	1	プロビジョナルレストレーションと最終歯冠修復物とのインターフェイス Interface between provisional restoration and final crown restoration ●羽兼雅広　HAGANE Masahiro／岩淵一文　IWABUCHI Katsufumi

応用臨床例　Clinical applications

88	1	抜歯後即時にプロビジョナルレストレーションにより歯肉の整形を行ったオベイトポンティック Ovate pontic for gingivoplasty by provisional restoration immediate to extraction ●千葉豊和　CHIBA Toyokazu
92	2	咬合再構成におけるプロビジョナルレストレーションの活用 Use of provisional restoration for occlusal reconstruction ●今井俊広　IMAI Toshihiro
102	3	インプラントのティッシュマネジメントにプロビジョナルレストレーションを活用した症例 Clinical case of provisional restoration that was utilized for implant tissue management ●相原英信　AIHARA Hidenobu
107		参考文献
108		索引

1 機能と審美性の2要素を評価するために2段階にプロビジョナルレストレーションを用いた症例

Two-staged provisional restoration case to evaluate the two factors of function and esthetics

本症例の患者の主訴は「食事がしにくい」というものであったが，その原因は，修復歯のフラットな咬合面と，それによって強いられたホリゾンタルなチューイングパターンにあると考えられた．患者は，上下顎前歯部，小臼歯部において6歯もの先天的な欠損を有しているが，歯冠修復治療に際して，そのことがほとんど考慮されていない．装着されていた歯冠修復物の咬合面はフラットで，天然歯には咬耗があり，またオープンバイトも認められた．しかし，治療計画を立案するうえで，矯正治療とインプラントは患者に受け入れられなかった．したがって，患者が受け入れた歯冠修復治療のみにより複雑な咬合やトゥースポジションの問題を解決しなければならず，また，若い女性である患者の審美性に対するきわめて高度な要求にも対応する必要があった．

このような症例において不可欠なプロセスが診断用ワックスアップである．この段階で，患者の病態のみならず，主訴，要望に対して，制限されたオプションで満足な結果を得ることができるかどうかシミュレーションを行うことが欠かせない．本症例では診断用ワックスアップで確認できたため，そのまま，プロビジョナルレストレーションにトランスファーし，イニシャルプレパレーションを進め機能の改善を図った．そして次に審美性などに重点をおいたプロビジョナルレストレーションに移行するという段階的なステップを経て，確実にステップを上がりながら，最終的には，患者の隠された最大の願望である審美性に対しても満足できる治療効果を得ることができた．

1-A

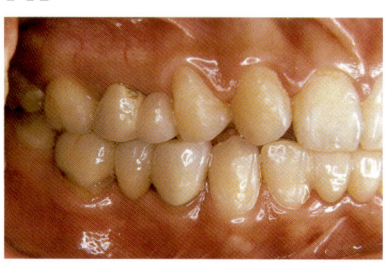
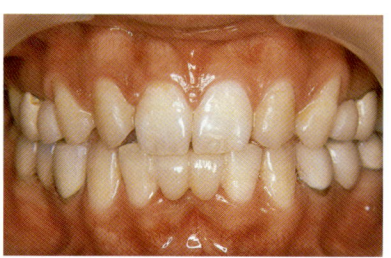
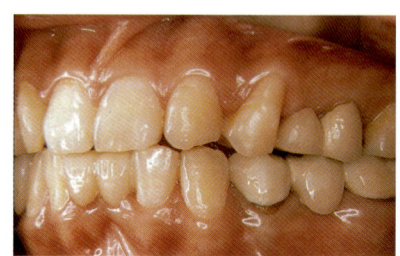
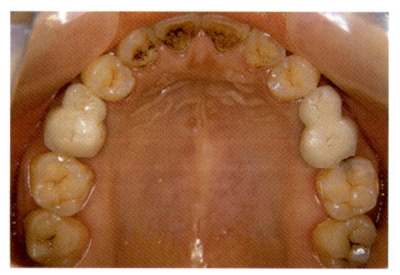
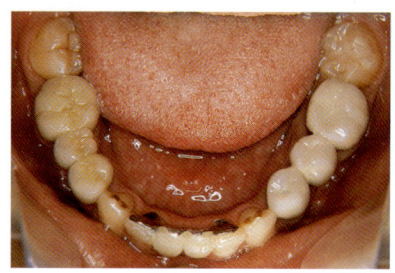

1-A 術前の口腔内の状態．$\frac{2|2}{5|1|1|5}$ は先天性欠如であり，本来は，歯冠修復治療にあたって，機能，審美性などさまざまな問題を抽出して対処していかなければならない症例である

1-B

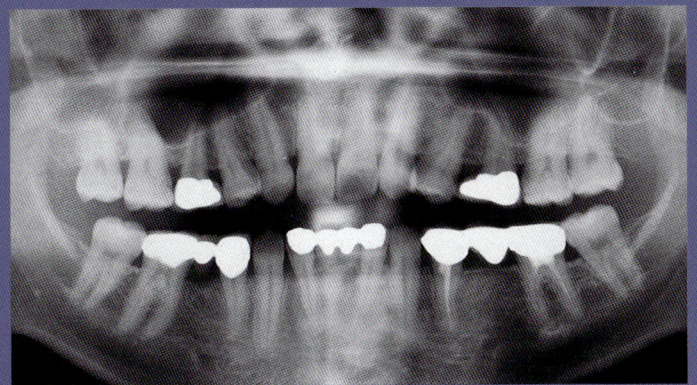

1-C

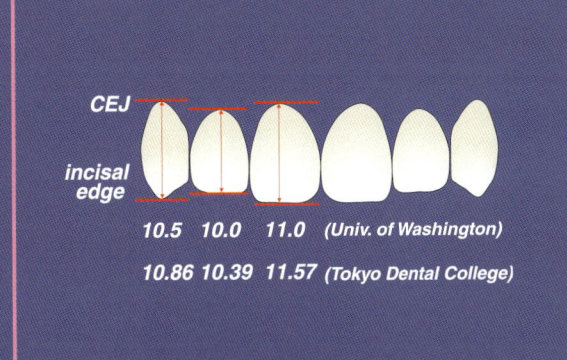

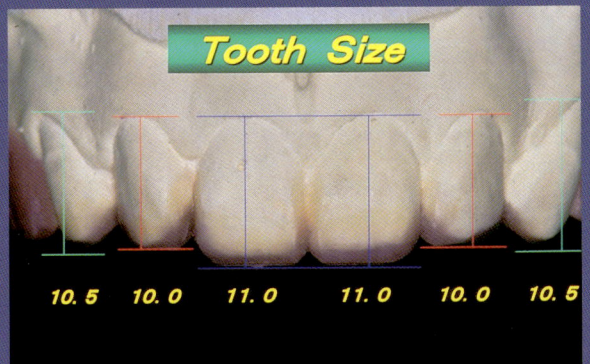

1-B 術前のパノラマX線写真．なお，術前の下顎運動の評価では左右側のバランスや形態には問題がなかった．したがって，咬合位を修正する必要は認めなかった

1-C 3+3に関する解剖学的な平均値を参考として，まず歯冠修復の基準となる3+3部の切端の位置を顔面とのバランスを基準に設定するために診断用ワックスアップを行った．この際の下顎位は，下顎運動経路などの評価から咬頭嵌合位で十分と判断した

1-D 前歯部はオープンバイトで，前方運動時のアンテリアガイダンスを確立するためには，審美的な基準で求めた3+3部の切端の位置では不足であるため，3+3部についてもワックスアップを行い，アンテリアガイダンスを確立できる切端の位置を求めた

1-D

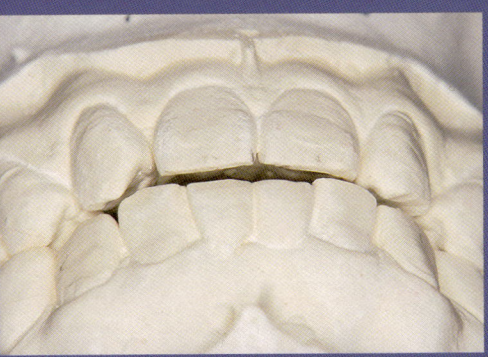

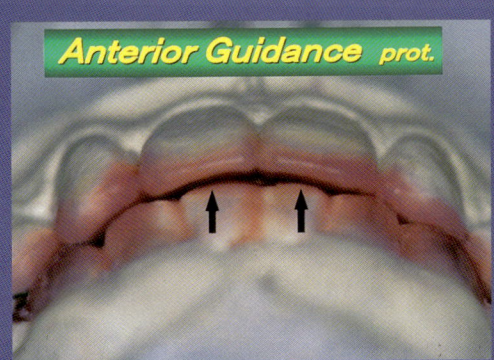

1-E

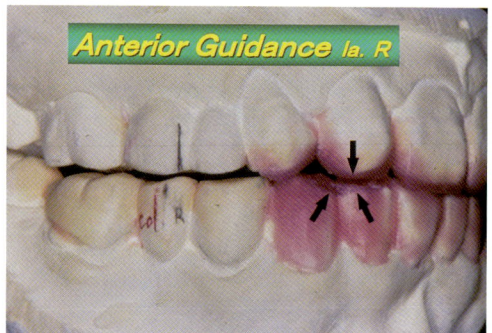
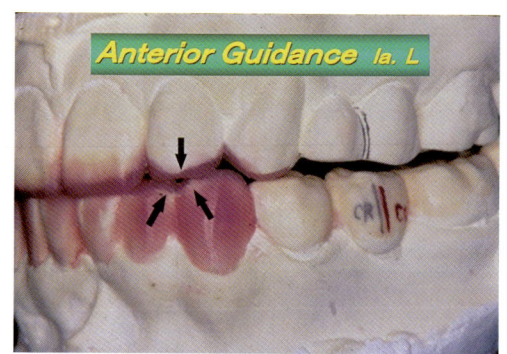

1-F

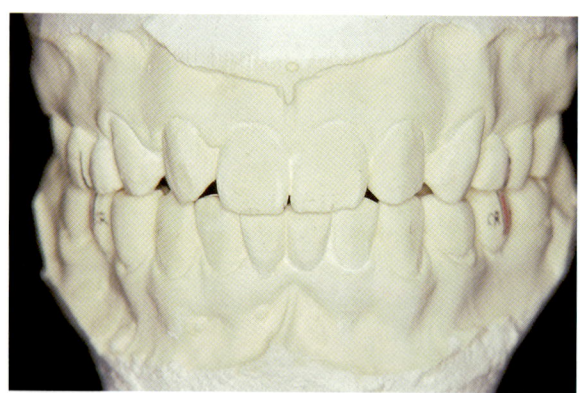

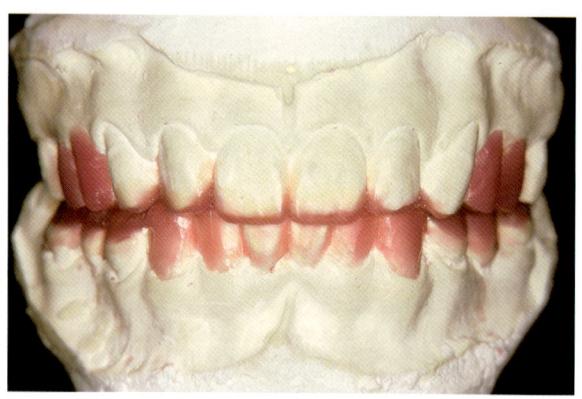

1-E 側方運動のガイドに関しては，2|2の位置にある3|3と3̄2̄|2̄3̄の位置にある4̄3̄|3̄4̄によって確立できることを診断用ワックスアップにより確認することができた

1-F スタディモデルと完成した診断用ワックスアップ．この診断用ワックスアップをプロビジョナルレストレーションにトランスファーすることにより，機能を評価するための第1段階のプロビジョナルレストレーションとなる

1-G

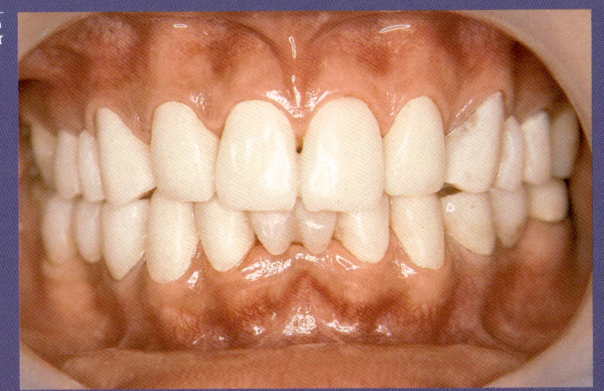

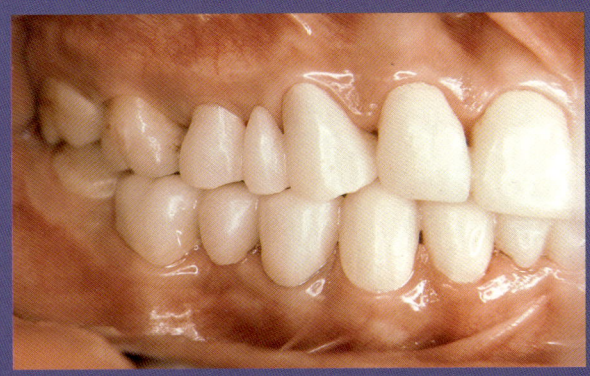
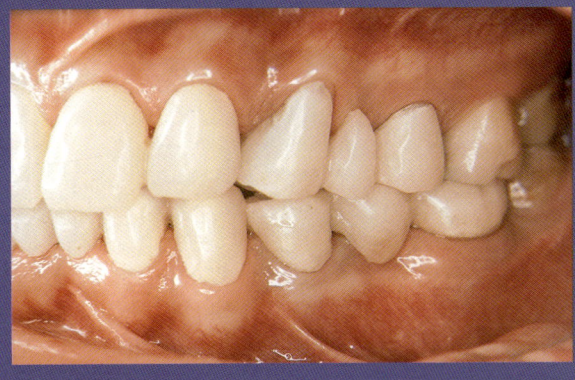

1-H

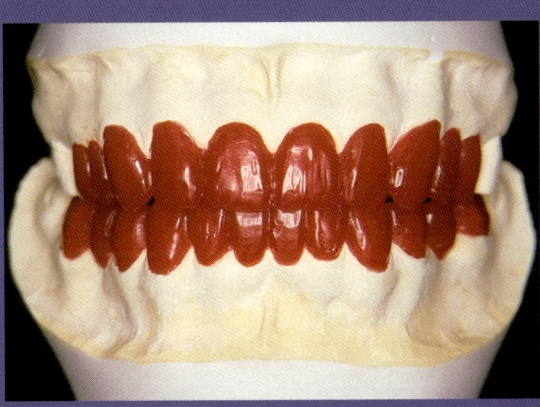

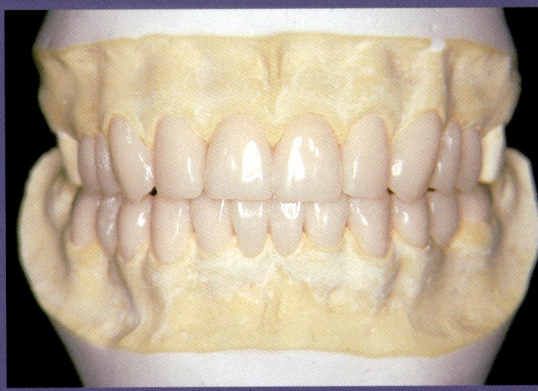

1-G 完成した第1段階の機能的プロビジョナルレストレーションを装着した状態．まず診断用ワックスアップで構築をしたアンテリアガイダンスが再現されているかどうか確認する．その後，最低3カ月くらいは，歯周治療や歯内療法などのイニシャルプレパレーションを進めながら，機能の評価を行っていく．このプロビジョナルレストレーションでは，咬合面の修正を行い，約8カ月間の評価を行った

1-H 機能的な要素の評価が終了したら，審美性の評価を行うことができる第2段階のプロビジョナルレストレーションを作製するための診断用ワックスアップを行う．特に前歯部のエステティックゾーンでの先天性欠損により，審美性を獲得するためには，本来有する解剖学的な形態から移動してしまった位置にふさわしい形態に修正せざるをえない．とりわけ2|2の位置にある犬歯には側切歯形態，歯間空隙にはハーフポンティック形態を付与した．要件を備えた診断用ワックスアップを複製して第2段階の審美性を評価するプロビジョナルレストレーションが（下）である

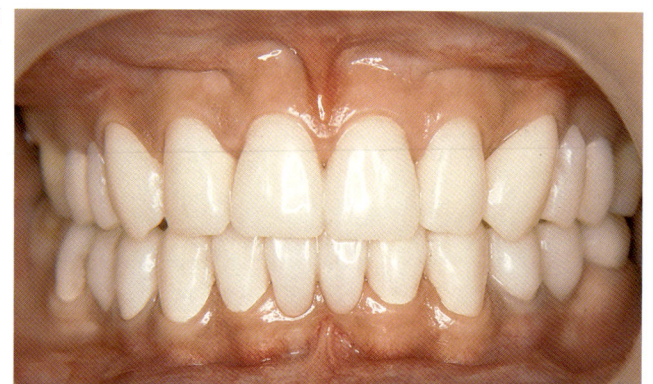

1-I

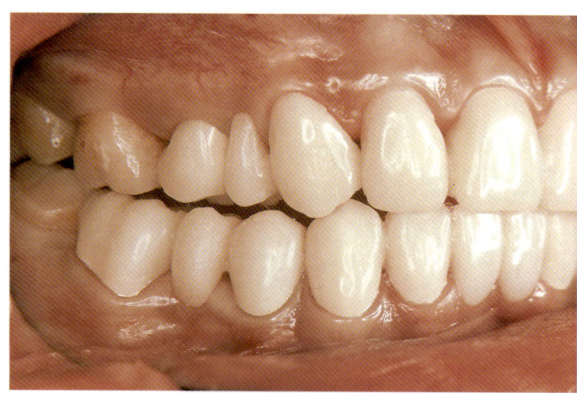
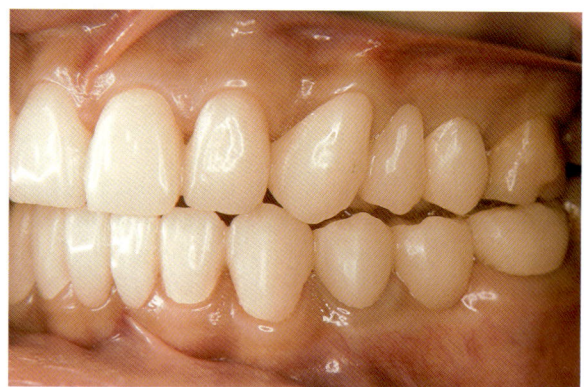

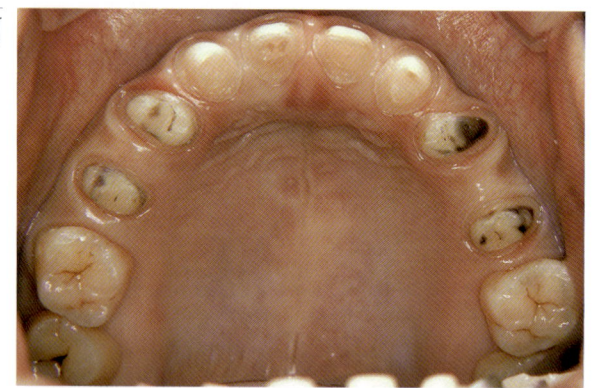

1-J

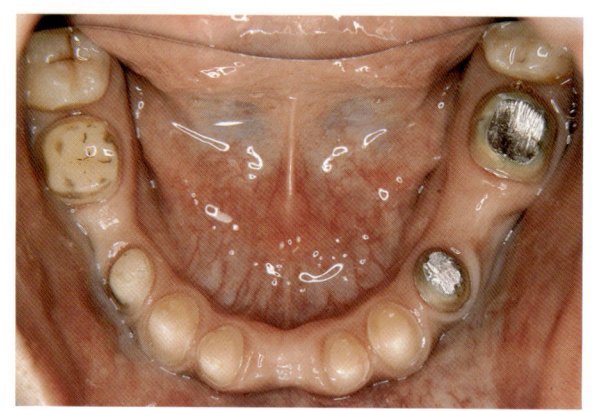

1-I 第2段階のプロビジョナルレストレーションを装着した状態．1-G のプロビジョナルレストレーション装着時と比較すると，歯冠形態の変化がわかる

1-J 生活歯の支台歯形成においては歯髄の保護，歯質の保存に最大限の配慮をしなければならないが，このためにプロビジョナルレストレーションによる試行錯誤は避けて通れないプロセスである

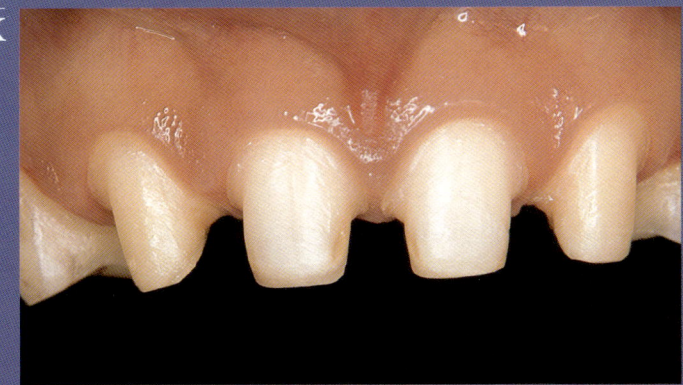

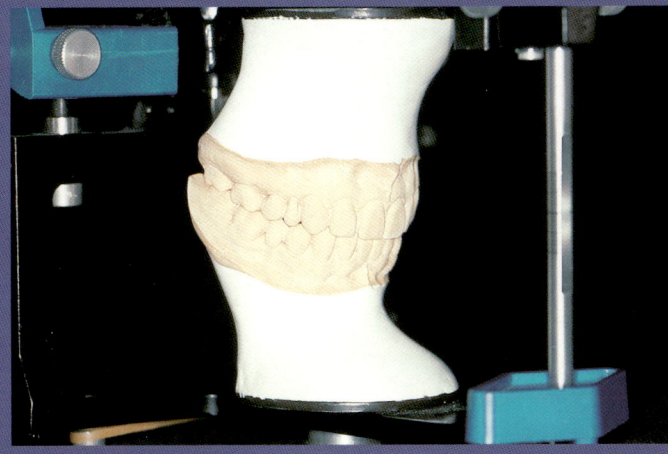

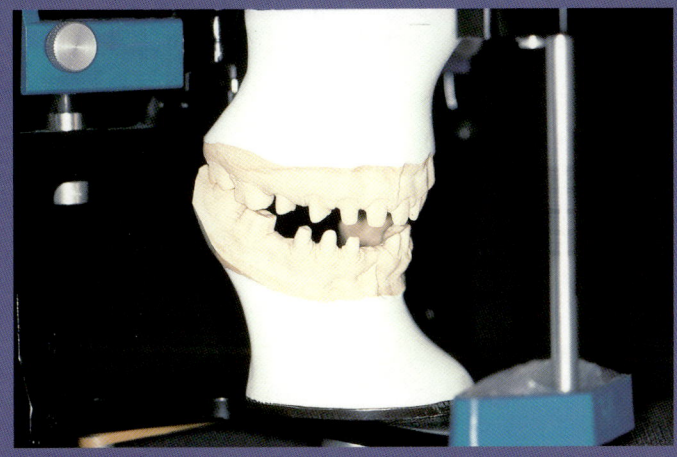

1-K 最終的な生活歯の支台歯形成

1-L クロスマウントにより歯冠修復物を作製する．最終修復物を口腔内に試適し，それをリマウントして歯冠修復物の最終調整を行う．最終修復物試適時の CO と CR は左右側ともほぼ一致している

1-M

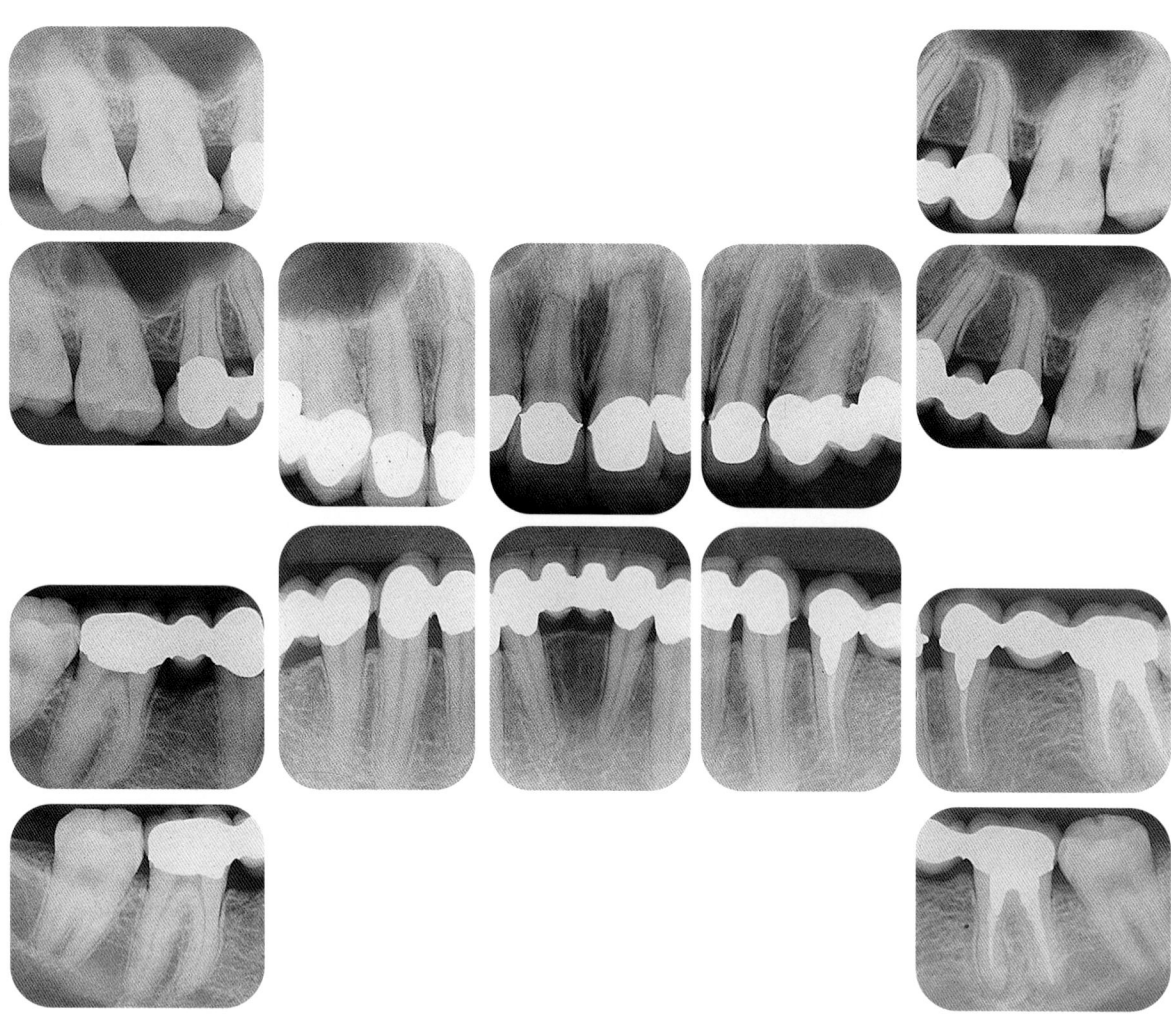

1-M 仮着後7カ月経過時のX線写真

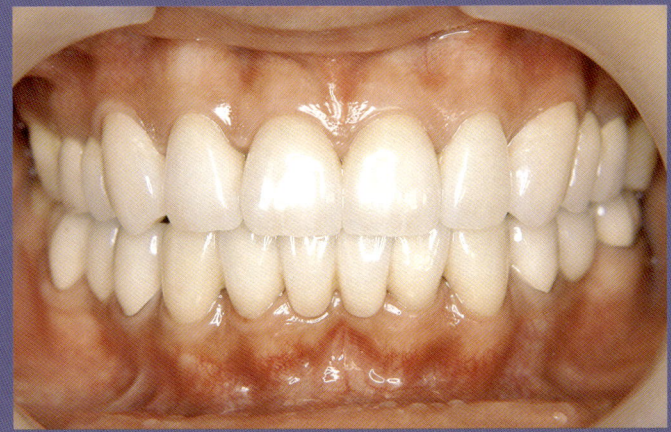

1-N

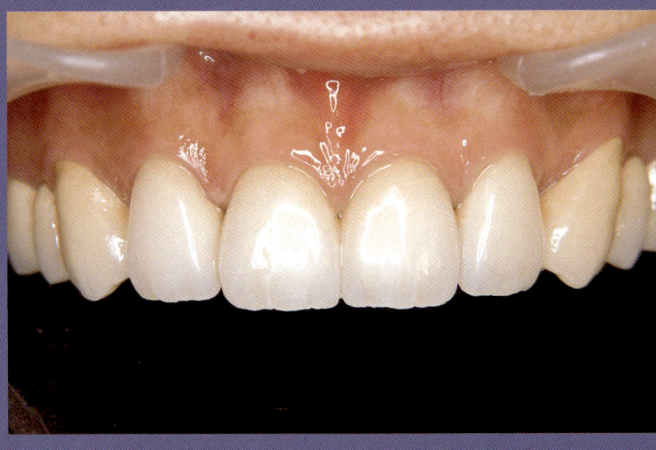

1-O

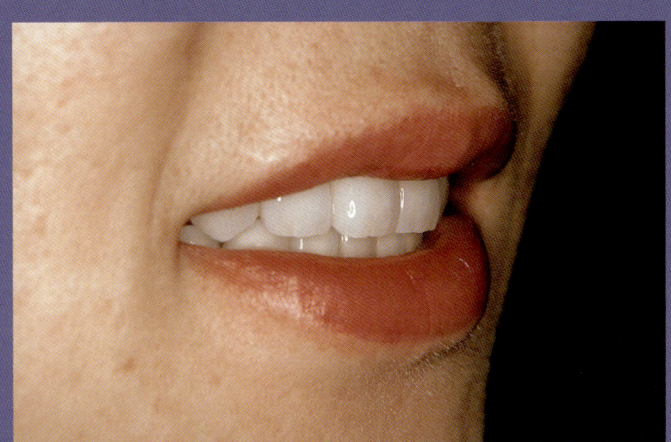

1-P

1-N, O　仮着後7カ月経過時の状態

1-P　同時期の歯列と口唇との関係

2 審美的基準に沿ったプロビジョナルレストレーションによる最終修復物の決定
Decision of final restoration by provisional restoration that meets esthetic criteria

　他院で装着された上顎前歯部のセラモメタルクラウンの審美的改善を主訴として来院したケースである．4±6には約5年前に治療を受けた修復物が装着されているものの，患者は形態と色調，また口元の貧弱感を訴え，再治療を希望した．facial esthetic 診査によると3±3の切端ラインの連続性に乱れがあり，さらに1|1の切端がやや内方にあるため，安静時に上顎の前歯が見えにくく，微笑みが貧弱にみえるという診断により，その改善を目的とする治療を開始した．

　診断用ワックスアップからプロビジョナルレストレーションを作製するが，機能と生理的調和さらに患者からの希望を取り入れながらの審美的診査を繰り返す．

　最終修復物では，歯冠長と切端部の位置も改善され，さらに患者の希望であった色調も透明感のある仕上がりになっている．歯周組織の反応もよく，より自然で審美的結果を得ることができた．

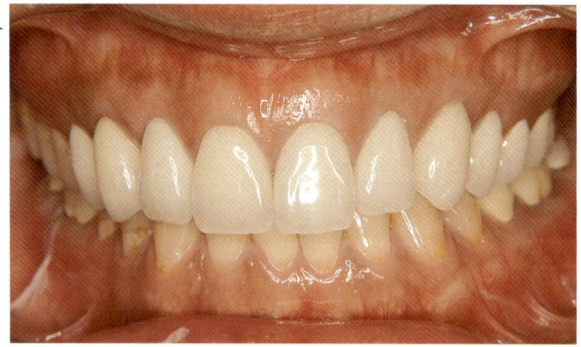

2-A　術前の口腔内所見．上顎にはセラモメタルクラウンが装着されている．患者は形態，色調の不満を訴えている

2-B　エステティック診査を行う．1|1の位置が下口唇のドライウェットラインよりやや内方に位置している．またスマイルラインから見て歯冠長が短いこともあり口元全体がやや暗めで貧弱感がある

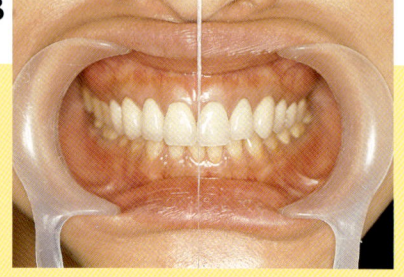

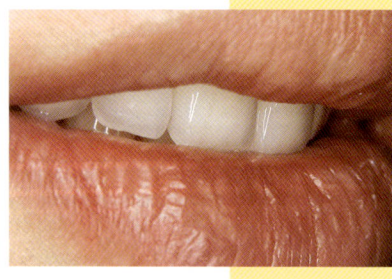
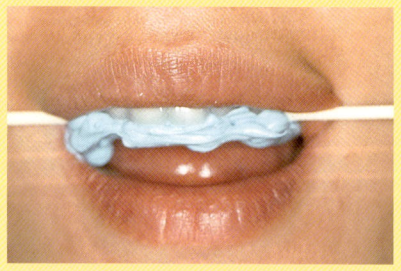
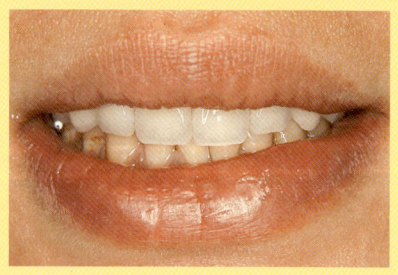

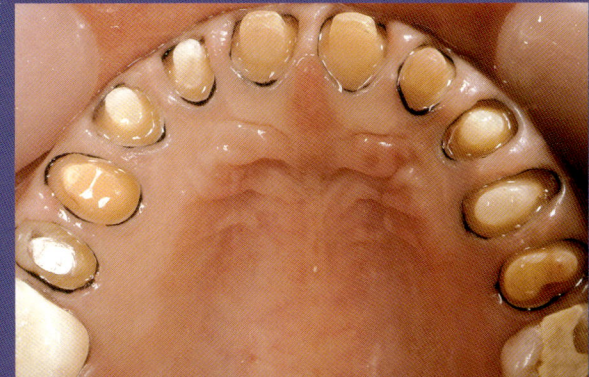

2-C

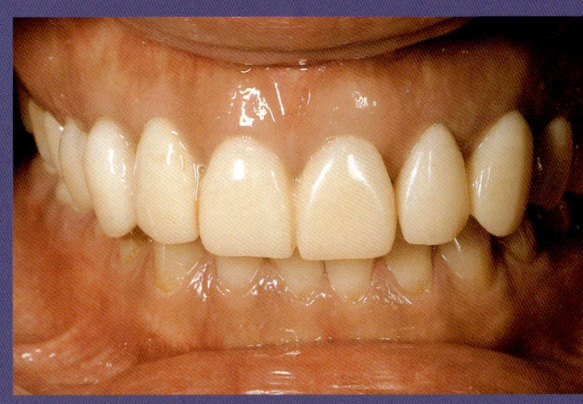

2-D

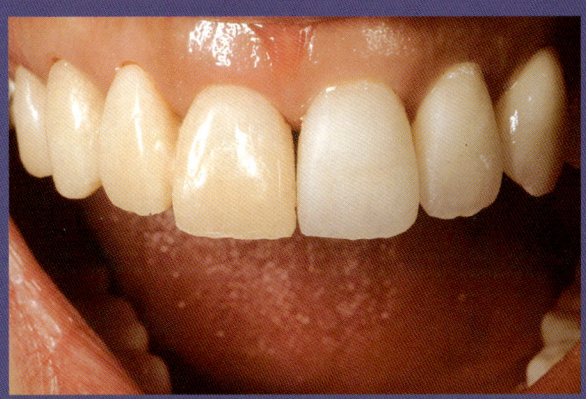

2-E

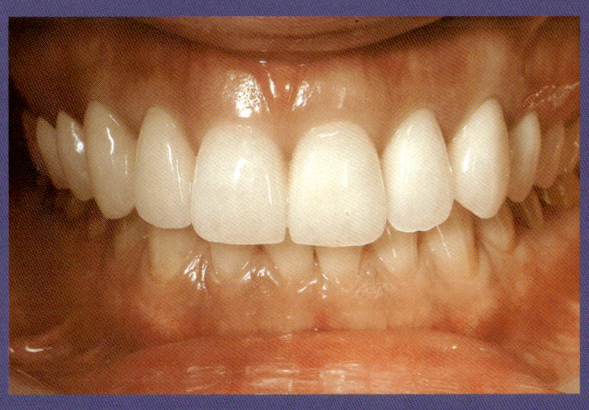

2-F

2-C　プロビジョナルレストレーション装着のための印象採得を行う．再修復のためにセラモメタルクラウンを除去するが，マージン位置が歯肉縁下のため圧排する

2-D　診断用ワックスアップから間接法により作製されたプロビジョナルレストレーションを装着する

2-E　一定期間プロビジョナルレストレーションにて経過観察を行い評価を完了したのちに最終歯冠修復物へと移行する．スキップ模型でのラボコミュニケーション後，正中の位置が正しいか再確認するため，ビスケットベイクの段階で一方にプロビジョナルレストレーションを装着しチェックする

2-F　最終歯冠修復物装着

2-G

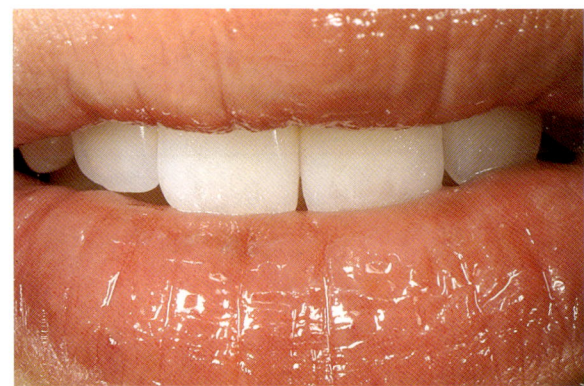

2-B 再掲

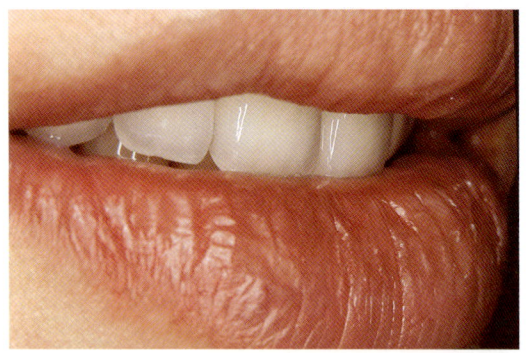

2-H

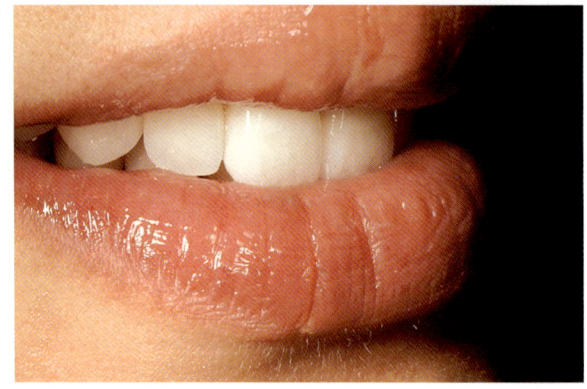

2-G, H エステティック診査における問題点を解決することにより，口元の印象も改善された

2-I
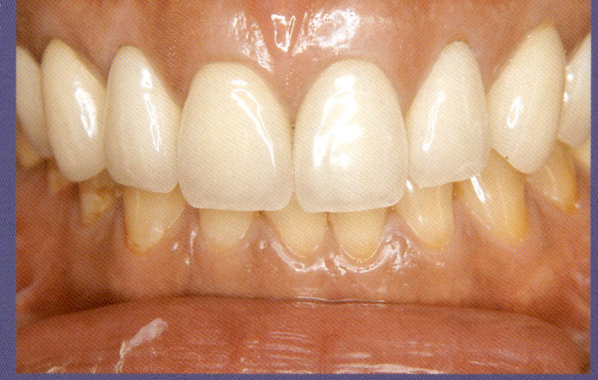

2-J
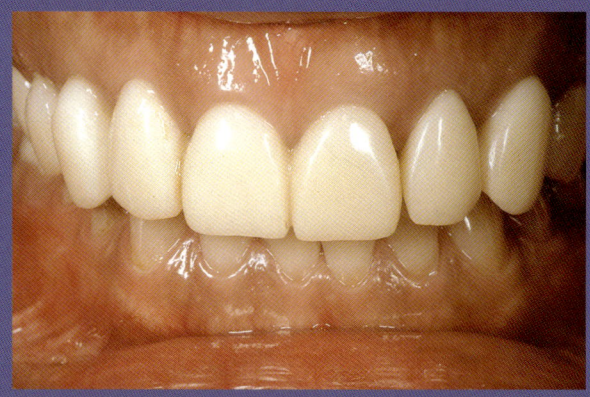

2-K
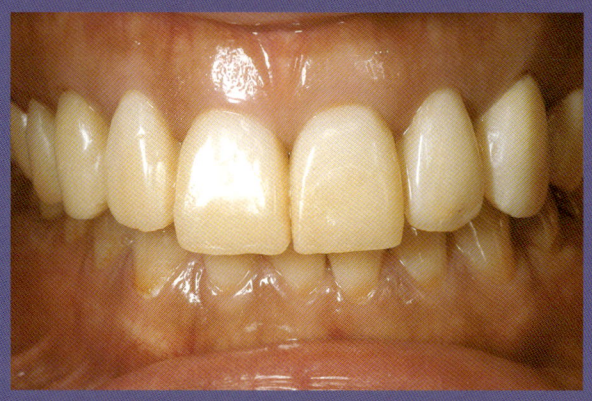

2-L
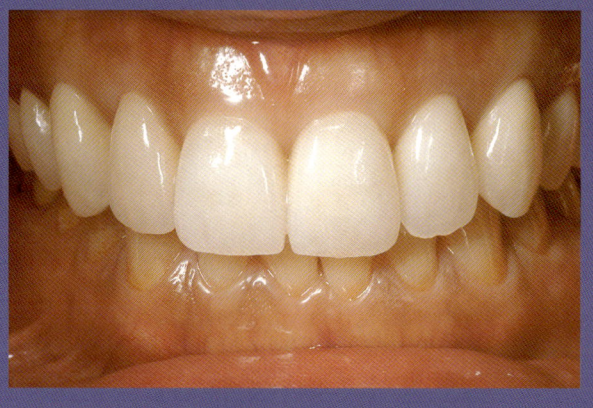

2-I〜L 術前から歯冠修復物装着時までの変化．初期のプロビジョナルレストレーションから，最終修復物の形態に近いファイナルプロビジョナルレストレーションへは機能，生理的調和，審美の再評価を繰り返し決定する．

術前（2-I）

プロビジョナルレストレーション（2-J）

ファイナルプロビジョナルレストレーション（2-K）

最終歯冠修復物装着時（2-L）

プロビジョナルレストレーション

1

プロビジョナルレストレーションの概念

Concept of provisional restoration

1 プロビジョナルレストレーションの歴史
History of provisional restoration

　1974年，南カリフォルニア大学から Dr Kim RL，Dr Collman H が来日し，「日本歯学センター」(のちに SJCD: Society of Japan Clinical Dentistry が生まれる母体となった)において講演が行われ，そのなかでわが国に初めて"provisional restoration"という概念が紹介された．最終歯冠修復物が装着されるまでの間，支台歯に装着される暫間的な修復物は"temporary crown"と表現されていたが，診査・診断を目的とし，歯冠修復歯のみの評価にとどまらず，その周辺環境の整備も含め最終歯冠修復物作製のための総合評価を行う歯冠修復物として"provisional restoration"の意義が説明されたのである．

　1-1 は当時，Dr Kim によって示されたプロビジョナルレストレーション（provisional restoration）のステージの1例である．以来，日本においても徐々にではあるが，プロビジョナルレストレーションという概念が臨床に定着し，現在に至っている．

　文献としては，1975年に Federick DR によりプロビジョナルレストレーションの役割と意義が紹介されている．

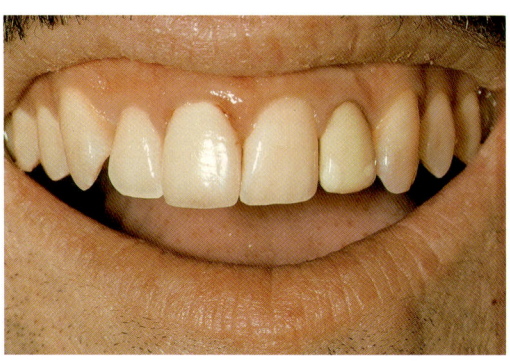

1-1 1975年当時の Dr Kim によるプロビジョナルレストレーション．1|2 には不適合歯冠修復物が装着され，歯肉には炎症が認められる．プロビジョナルレストレーションを作製，装着して適切な処置を行い，再評価を繰り返している．そして歯肉の炎症は消退している

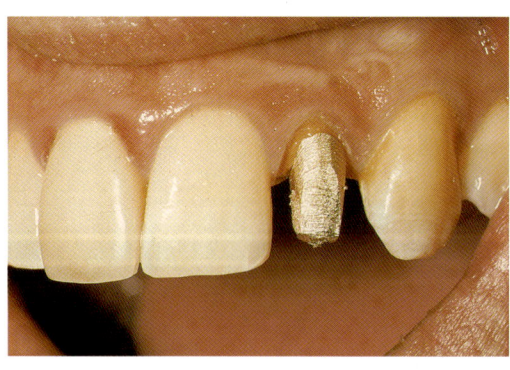
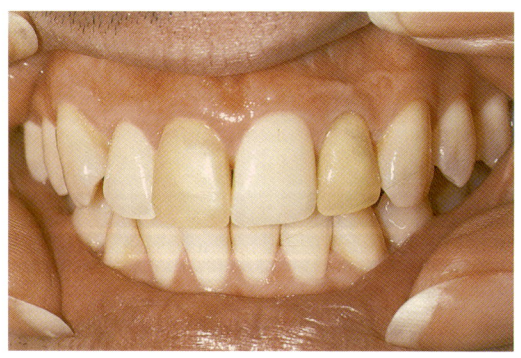

The provisional fixed partial denture
J Prosthet Dent, 34(5): 520-6, 1975

A discussion of the rationale and requirements of the provisional restoration in fixed prosthetic dentistry has been presented. The importance of this phase of restorative dentistry and a survey of techniques for making interim restorations were gleaned from a review of the literature. A method for the fabrication of a provisional fixed partial denture using an acrylic resin interocclusal record was described and illustrated.

The processed provisional splint in periodontal prostheses
J Prosthet Dent, 33(5): 553-7, 1975

A technique has been described whereby a heat-processed provisional splint was fabricated with the factors of esthetics and long-term serviceability being of prime importance. Additional advantages of the use of a well-adapted provisional restoration in a periodontal prosthesis are as follows: (1) They facilitate periodontal treatment by allowing total visibility and access to surgical sites when the splint is removed. (2) The splinting effect may enhance healing and periodontal-ligament reattachment by stabilizing mobile abutments. (3) The patient's ability to render adequate home care for a fixed prosthetic restoration may be evaluated and reinforced before making case restorations. (4) The patient's cooperation is assured during an extended period of restorative care when an esthetic, comfortable, provisional splint is provided.

これらの文献を要約すると，"provisional restoration"の意味が明確になる．

従来，クラウンやブリッジを作製する際，支台歯形成された歯が有髄歯である場合，歯髄を保護する目的でテンポラリークラウン(temporary crown)が多く用いられてきた．元来，最終歯冠修復物(final restoration)が装着されるまでの暫間的(temporary)な修復物をテンポラリークラウンまたはテンポラリーブリッジと呼んだ．

"temporary"とは，「暫間的な」「つかの間の」という意味とともに「仮に」という意味をもつために，最終補綴物(final restoration)のように，細心の注意を必要としないと受けとめられた．このため，"temporary crown"と"final restoration"との間には大きな隔たりが生じてしまっていた．

Dr Federickは，将来作製される"final restoration"がよりよい条件で装着されるための環境を提供する準備として，診断や処置を含めた治療期間中の暫間的修復物は"final restoration"の形態と機能を備え，さらに支台歯やその周囲歯周組織の健康を高めるものでなければならないことを強調した．

それは"temporaryというよりは最終補綴物のためのより良い環境や条件を"provide(準備)"するものと考えるほうが意味が明確になることと指摘した．

このように，"provisional restoration"とは"temporary restoration"と全く概念を異にするものである．

2 プロビジョナルレストレーションの目的
Purpose of provisional restoration

1 診査・基礎資料の収集・問題点の拾い上げと総合診断

　プロビジョナルレストレーションは，最終歯冠修復物が装着されるまでの単なる暫間的な歯冠修復物ではなく，最終歯冠修復物を装着するうえで必要な診査，基礎資料の収集，問題点の拾い上げを行ったうえで最終的には総合的な診断を行い，そのうえで，最終歯冠修復物が装着されるためのより望ましい環境を提供(provide)するものである．したがって，プロビジョナルレストレーションを用いて行うべきこと，その目的は非常に広範である．あえていえば，あらゆる歯科分野に関係するといっても過言ではない．

　さて，診査・基礎資料の収集→問題点の拾い上げ→総合的な診断の過程においてプロビジョナルレストレーションを装着して行われること，プロビジョナルレストレーションにより得られる効果は，大きくは次の4点であり，これは「理想的な治療の流れ」にほかならない．

①順序立てた治療計画の立案
②最適な術式による治療の実行
③患者の口腔機能，歯と歯周組織の生理学的環境改善
④治療後の状態を長期間にわたって維持

　しかし，治療を成功させるためには一定の観察期間を設けなければならない．術者の行う処置に対して，生体がどのように反応するかを観察し，評価を行わなければならないからである．したがって，反応が予想通りであればよいがそうでない場合は，その反応を評価して処置方針を変更しなければならない．当初に治療計画が立案されたからといって，必ずしも，生体の反応を無視してその治療計画を全うするべきものではない．

　プロビジョナルレストレーションを装着した状態で行われるさまざまな必要な治療を"provisional treatment"という．むろん provisional treatment の段階— provisional treatment phase では，口腔内で問題となっている原因因子はすべて除去されなければならない．その provisional treatment phase における provisional restoration の役割は，以下に示すものである．

2 プロビジョナルレストレーションの役割

　繰り返すが，最終的に作製，装着される歯冠修復物が，最適の条件と環境下で装着されるように，必要事項をすべて準備するための，診断や処置を含めた治療期間中の修復物がプロビジョナルレストレーション

①歯髄，歯質の保護	⑦歯肉の反応の評価
②機能の回復	⑧清掃性の評価
③審美性の回復	⑨咬合の改善と安定
④歯の移動防止	⑩スプリンティングの範囲とデザインの決定
⑤支台歯形成の状態と削除量のガイド	⑪咬合採得の指標
⑥欠損補綴の支台歯決定のガイド	⑫矯正治療への利用

プロビジョナルレストレーションの役割

である．

　したがって，最終段階のプロビジョナルレストレーションは最終歯冠修復物の形状や機能を備え，さらに支台歯を保護し，周辺歯周組織の健康を増進するものでなければならない．最終歯冠修復物によい環境や条件を"provide（「準備する」もしくは「用意する」）"ものである．そしてあくまで「歯冠修復物」であるからには，歯冠修復物のもつ必要条件をすべて備えていなければならない．

　すなわち，provisional treatment phase における処置に対する影響，そして，ここで述べた最終歯冠修復物に移行する段階でのプロビジョナルレストレーション（主に形態）を総合してプロビジョナルレストレーションとしての役割を整理すると，基本的な項目としては以下のようにまとめることができる．

- 支台歯形成後の歯髄を含めた歯質の保護
- 歯の移動防止および動揺歯の固定
- 咬合高径を保ち咀嚼機能を与え，発音や咬合機能を正常に維持する
- 歯周組織を健康に保つ（辺縁適合がよく，口腔清掃を妨げないクラウンの軸面豊隆をもつ）
- 審美性の改善
- 予後に疑問のある支台歯やすべての歯冠修復治療の予後の推定
- その他

　これにとどまらず，プロビジョナルレストレーションはブリッジポンティックやインプラントの周囲組織のマネージメント，あるいはラボサイドへの情報伝達ツール，さらには患者説明用のツールとして，その役割の範囲を広げている．

3 プロビジョナルレストレーションのキャラクタライズ
Characterization of provisional restorations

　プロビジョナルレストレーションは，つねに臨床における意欲的な試みが，かたちをとって現れたものである．歯周組織の反応を評価しながら補綴設計を立案するという歯周補綴治療のアイデアそのもの（Amsterdam M, 1959）が，当時の補綴治療の常識からみればきわめて革新的なものであったし，プロビジョナルレストレーションという手段なしには成り立ちえないものであった．Abrams L（1980）のオベイトポンティックもまた，ポンティックの常識を覆すものであったが，プロビジョナルレストレーションによって組織の反応を注意深く観察することによって初めて，真にハイジニックなポンティックの形態を得ようとする臨床的に堅実かつ意欲的な試みであった．歯肉縁下のカントゥアの決定にプロビジョナルレストレーションを用いた Weisgold AS（1981）もまったく同様である．そして今日もっとも重要度を増している役割，すなわち審美的な関心をめぐって，患者に対して具体的に治療結果をシミュレーションして見せながら，コミュニケーションを深めることは，医療における患者参加の理想的な究極の姿といってもよいだろう．

　もし，臨床において進歩を求めないならば，暫間的な修復物になんらかの意図をもった工夫を加える必要はないし，それを再評価して最終修復物を模索する必要もない．歯周補綴治療の頻度が減少し，プロビジョナルスプリンティングは少なくなったが，臨床における意欲的な試みを続けようとする意図があるかぎり，プロビジョナルレストレーションの役割は広がり続けるだろう．

　プロビジョナルレストレーションは，その目的に応じ，また個別の症例に応じてキャラクタライズすることによって今日もなお，臨床の可能性を広げる役割を果たしている．

1）歯髄，歯質の保護

　齲蝕歯の治療や修復物の除去を行う場合，齲蝕病変の範囲が広いと，軟化象牙質を除去してみなければ，健全象牙質が残るか，また最終修復時の形態がどうなるかは不透明である．ここで歯髄，歯質の保護を意図するならば，その意図と修復の妥協点を探る必要がある．そこでプロビジョナルクラウンにより経過を観察し，歯髄の生活反応，患者の疼痛の自覚，知覚過敏の症状などを評価し，そののち最終修復に移行する．

　はじめから抜髄を決めてかかれば，支台築造後の原則的な支台歯形成を進めることになるであろう．つまり，歯質をどのように保存するか，その結果，歯髄を保存できるかどうかを念頭におくならば，プロビジョナル

レストレーションを経て生物学的に歯髄を保存する支台歯形成の可能性，修復物の素材，修復の形態などを総合的に評価する必要がある．

3-1 歯髄，歯質の保護

（症例：茂野啓示）

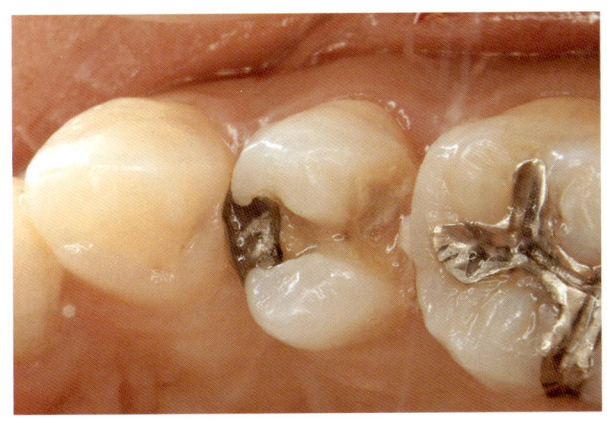

a 初診時，|5の2級インレー下に二次齲蝕を認めインレーを除去

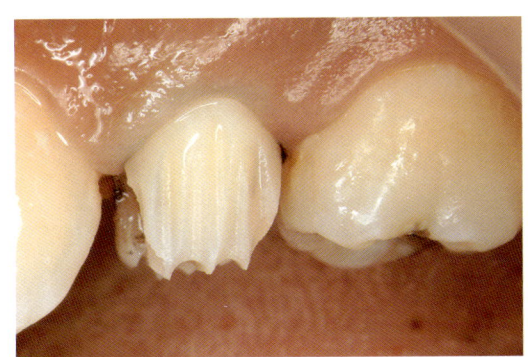
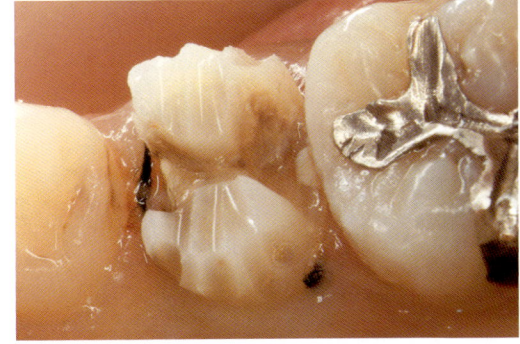
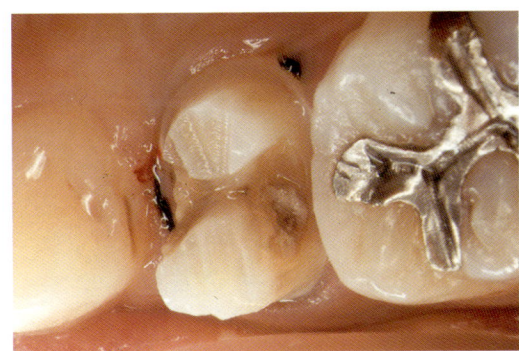
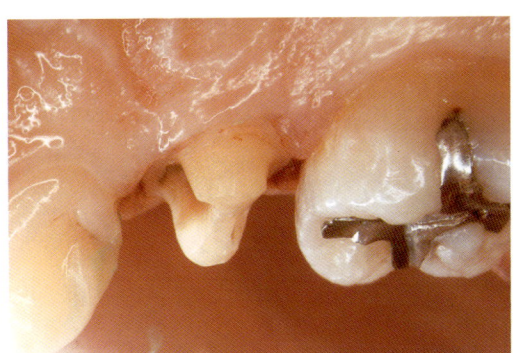

b 軟化象牙質除去後，フルベニアクラウンによる歯冠修復を想定して支台歯形成

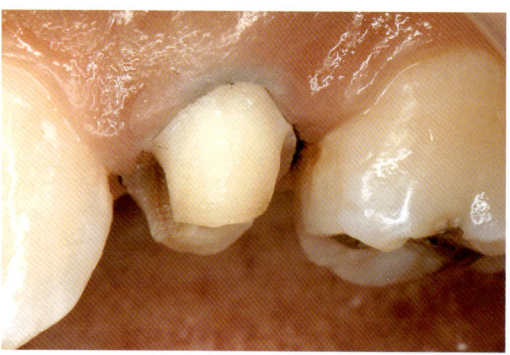
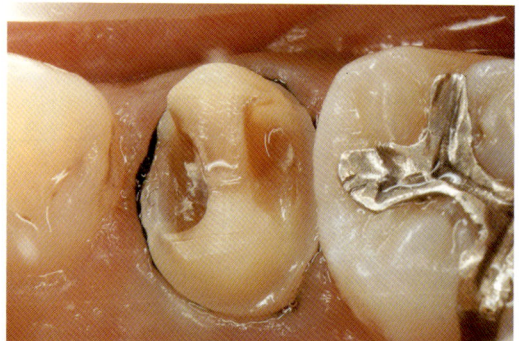

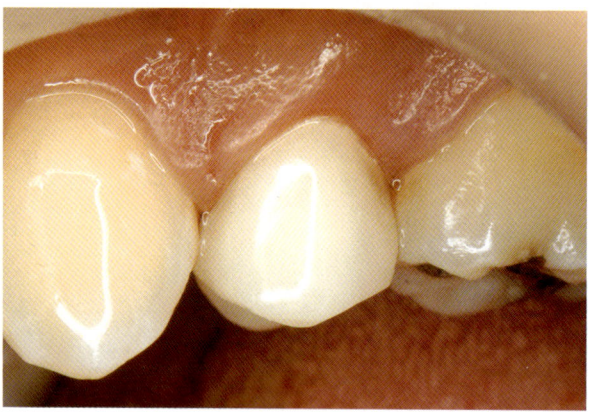

c　グロスプレパレーション後，プロビジョナルクラウンを装着して経過を観察し，歯髄の生活反応，患者の疼痛の自覚，知覚過敏の症状を評価する

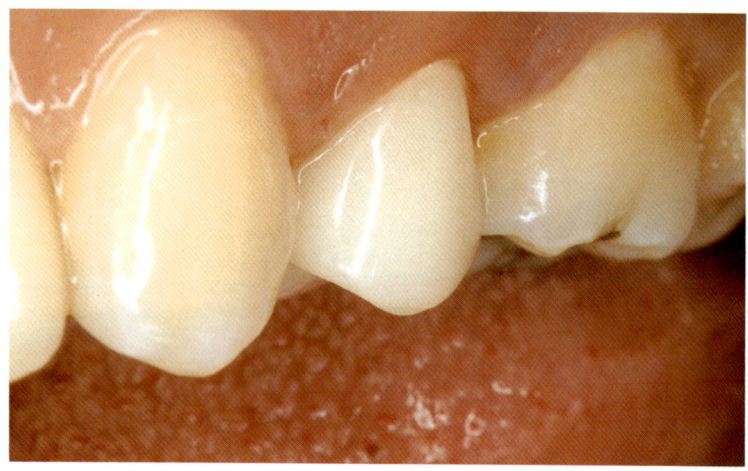

d　プロビジョナルレストレーションの修正

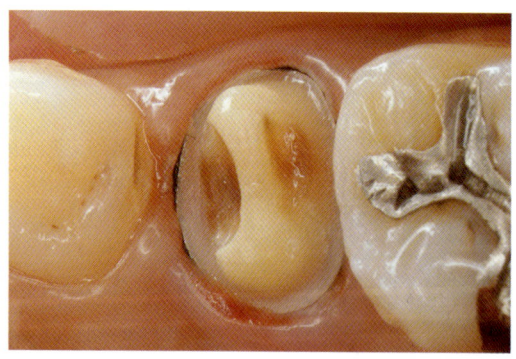

e　さらにプロビジョナルクラウンを調整し，経過観察，最終印象，修復物の製作へと続く

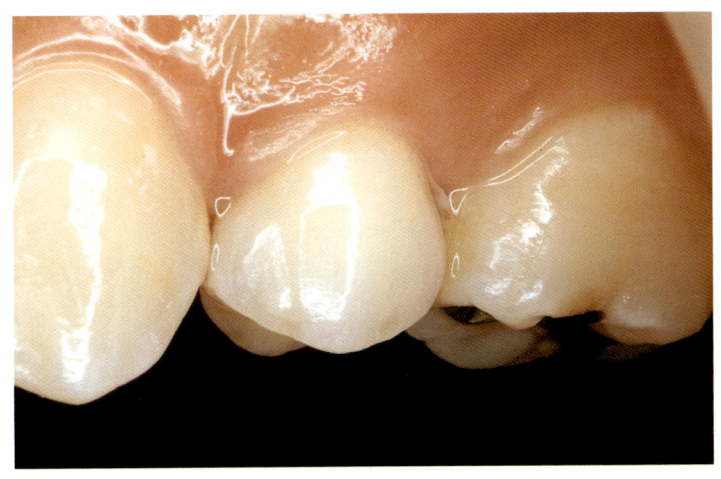

f　オールセラミッククラウン装着から約1年後，歯肉の適切なクリーピングも認められ経過は良好

2）機能の回復

　前歯が完全に喪失したケースで修復を行わなければならない．このような症例では，審美的改善はもちろんのことだが，もっとも無理なく患者の咬合機能に調和した補綴を行う必要がある．最良の被蓋，咬合接触，発音，審美的回復のためには，プロビジョナルレストレーションを経て治療計画を模索するプロセスが欠かせない．

3-2　機能の回復　　　　　　　　　　　　　　　　　　　　（症例：北原信也）

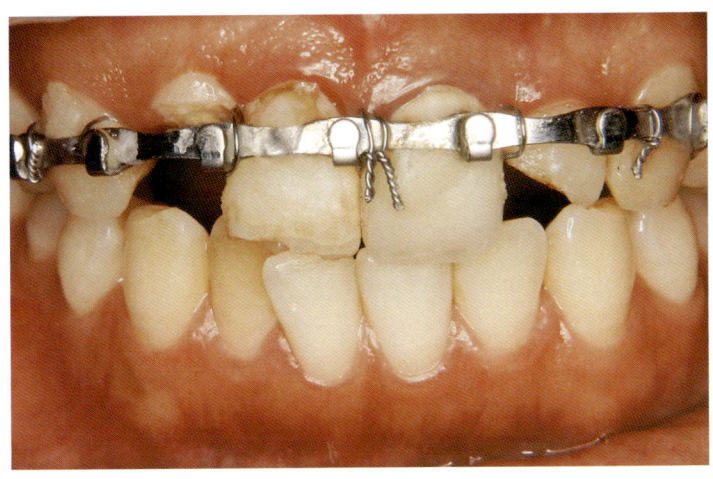

a　交通事故により前歯部に受傷．口腔外科における応急的な保定ののち，ケガの治癒を待って来院

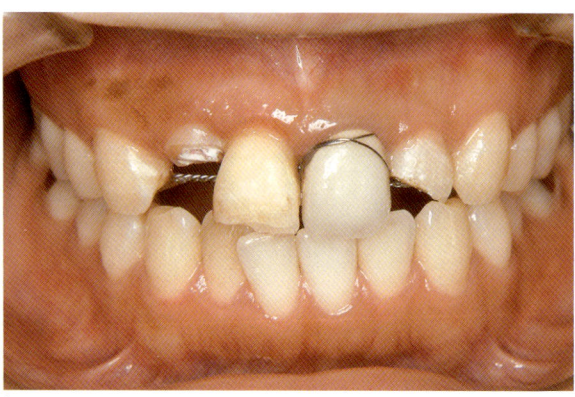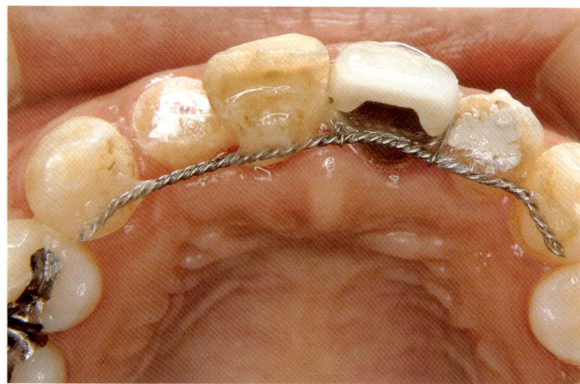

b 応急的な固定装置を除去した．1|1 はすでに脱落した状態であるが，患歯の舌側を矯正用ワイヤーにて接着固定した

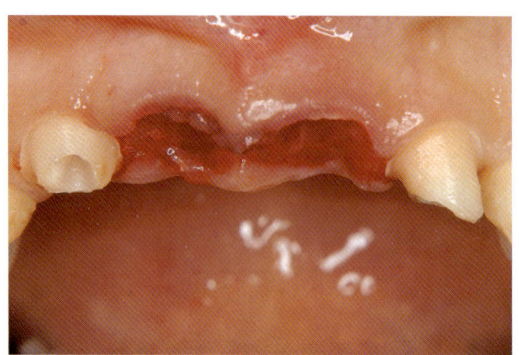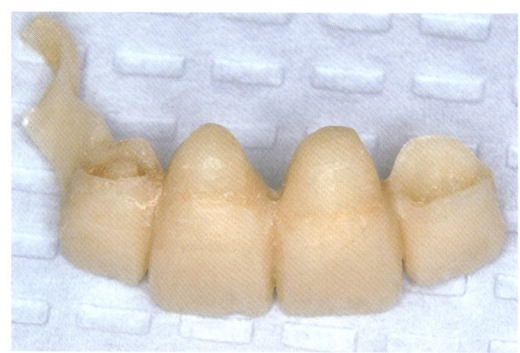

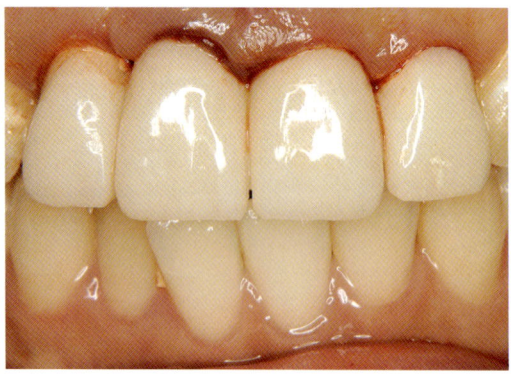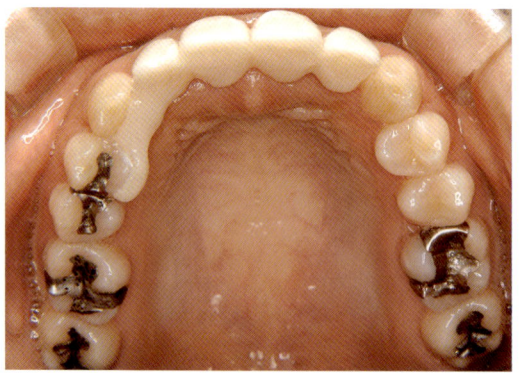

c プロビジョナルレストレーションにて顎運動の制御と咬合接触の回復，外傷を受けた 2|2 保存の可能性，支台歯の負担能力，審美的回復の可能性を探る．この患者の場合はハイリップであり，初診のスマイル時に外傷によって損傷を受けた 1|1 の歯肉が露出する

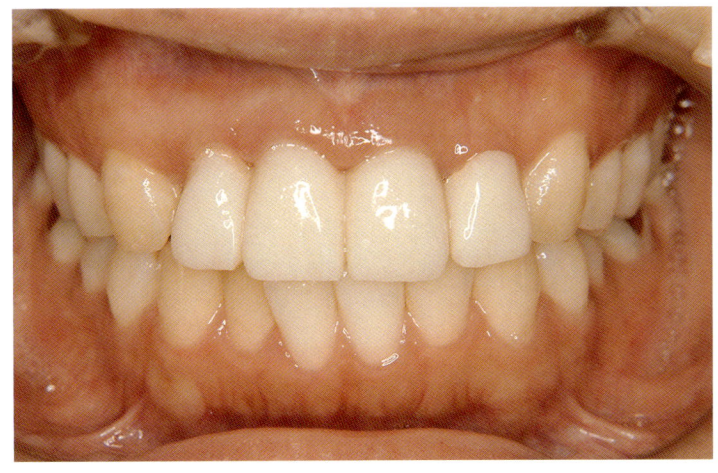

d 唇側歯槽骨の骨折を伴う重症の外傷であったために早期の最終修復物への移行は危険である．受傷後，慎重に周囲組織を再評価しながら経過観察する．失われた機能を回復し，リハビリテーションを含めてシミュレーションを行い，より予知性の高い修復物へと移行することができる

3）審美性の回復

エステティックゾーンでの歯冠修復処置では，たんにトゥースポジションやアンテリアガイダンスなどの機能面のみならず，顔面や口唇との調和を考慮しなければならない．

術者は審美的な修復処置について明確な基準をもっていなければならないが，最終的には患者の評価に委ねられる．また患者自身は，自分の期待感を漠然としか表現できない．そこで，診断用ワックスアップの基準に則って最適のプロビジョナルレストレーションを製作し，これを最終的な修復状態のシミュレーションとして患者に対してプレゼンテーションする．これにより患者は，希望や改善点を具体的に表現することができ，同時に術者はそれが生体にとって害のない，また機能運動にとって許容できるものであることを慎重に評価しながら，患者とのコミュニケーションを図ることができる．

3-3 審美性の回復　　　　　　　　　　　　　　　　　　　　　　　（症例：北原信也）

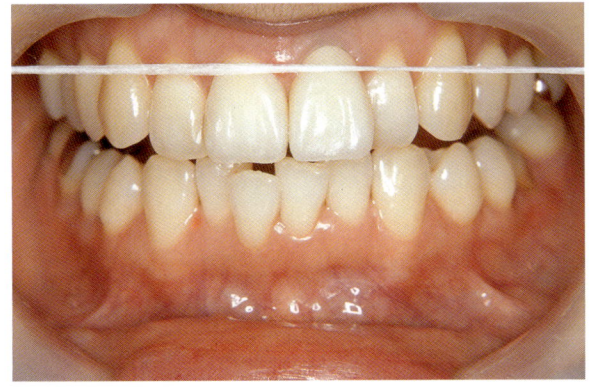
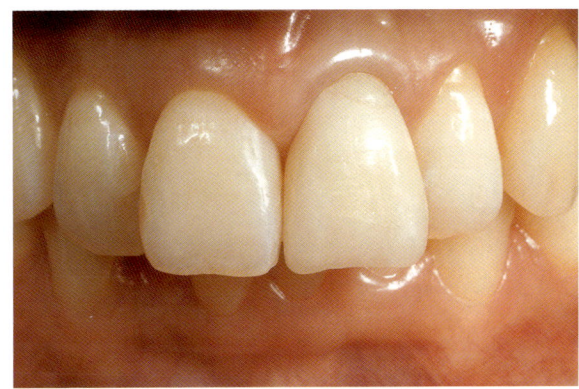

a 歯頸線のズレと⏌の歯肉形態の不良．カントゥアと歯冠長に問題がある

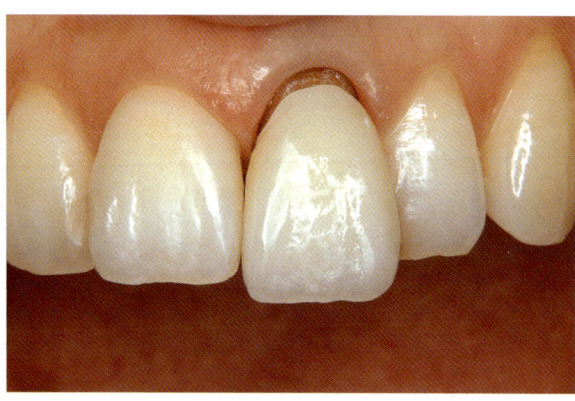

b |1 を約1mm程度歯冠側に移動させると歯頸線は調和するが，マージンロケーションを精査すると，修復物のティッシュサポーティブカントゥアの不足が辺縁歯肉をロール状に肥厚させ根尖側に移動させていると考えられた

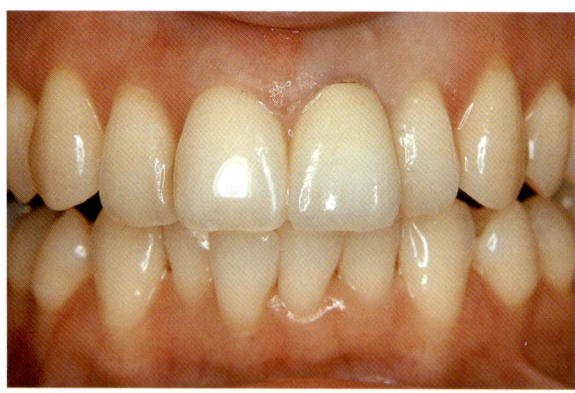 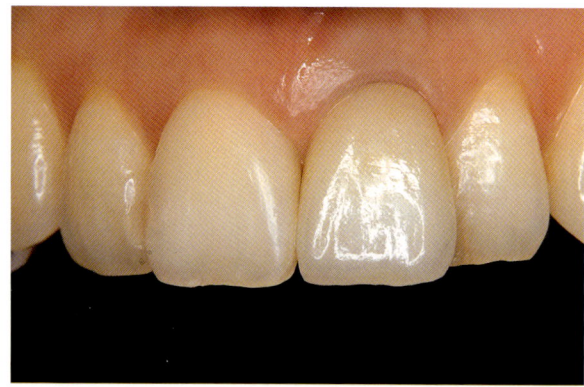

c プロビジョナルレストレーションを調整し，歯肉の反応を評価しながら患者とコミュニケーションをはかり，さらに患者の満足を確認する

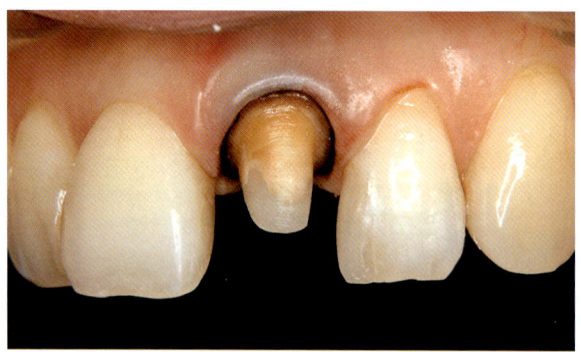 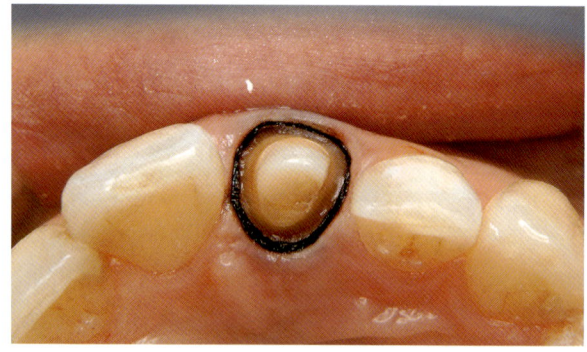

d 十分にプロビジョナルレストレーションで評価を行い，最終修復のための支台歯形成，印象採得へと移行する

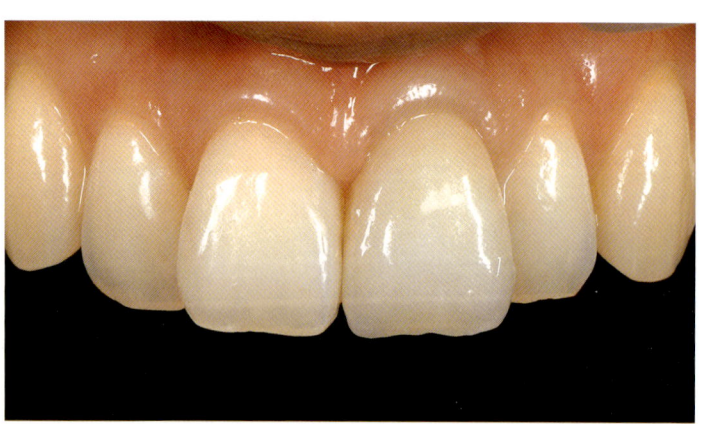

e プロビジョナルレストレーションで得られた情報を元に，適切に付与されたティッシュサポーティブカントゥアにより，最終修復物では歯頸線をそろえることができた

4）歯の移動防止

言うまでもないことだが，歯は顎骨中に固着しているのではなく，いわば歯根膜の海に小船のように浮いている存在であり，隣在歯との互いの接触により，それがアーチ構造をなし，そのアーチが全体として咬合接触することにより，さらに口腔周囲の諸筋と粘膜に支えられその位置関係を維持している．このため，機能的に異常な状態に置かれた歯や不適切な接触状態を与えられた歯は，容易にその位置や傾きを変える．このようにして生じた歯の位置異常は，歯列の崩壊を招くだけでなく顎機能異常の引き金となったり，その歯自体の保存を難しくする．修復治療を必要とする歯に位置異常がみられるときは，プロビジョナルレストレーションによって力学的な調和の回復を模索すべきである．

また，歯周支持が脆弱になり歯冠歯根比が劣悪になった歯について，プロビジョナルレストレーションによって歯の移動が生じないことや咬合圧に耐えうることが確認できるならば，その状態が機能的に安定した状態にあることの証左ともなり，その結果を最終修復物の設計（主にスプリンティングデザイン）と支台歯の増減などの評価材料とすることができる．

3-4 歯の移動防止

（症例：北原信也）

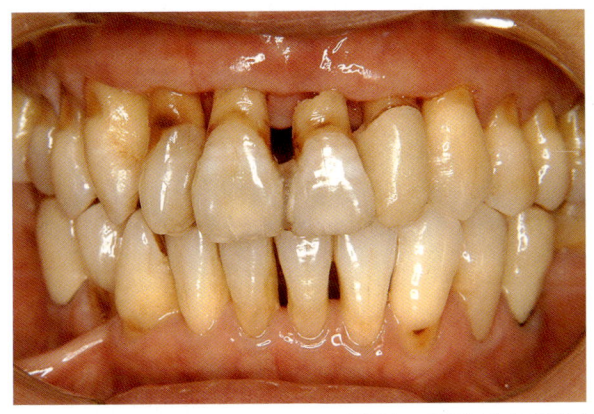

a 歯周治療後の接着性レジンによる仮固定．下顎前歯部は舌圧によって前方に突出しており，上顎前歯部は挺出．2⏌は90°くらい捻転している

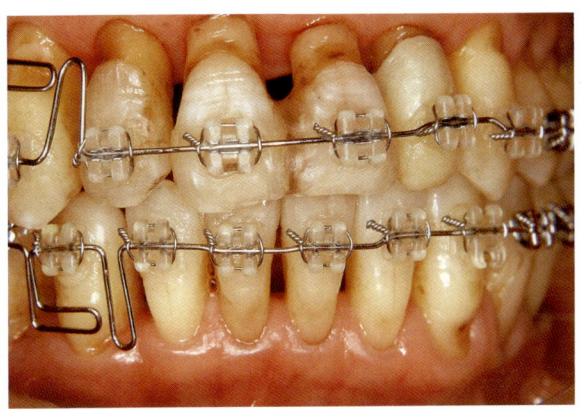

b 矯正治療により前歯部の被蓋を改善した

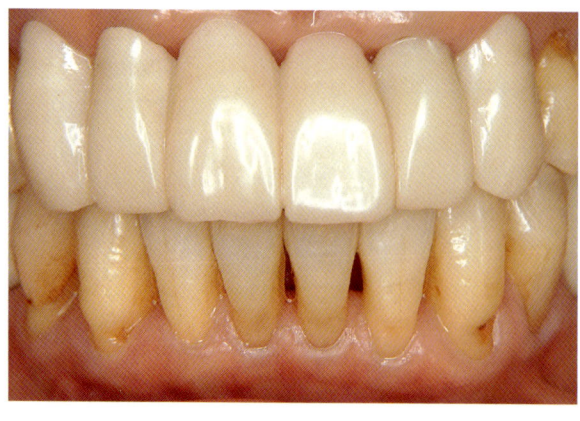

c 矯正後の保定を兼ね，プロビジョナルレストレーションによって力関係を再評価している

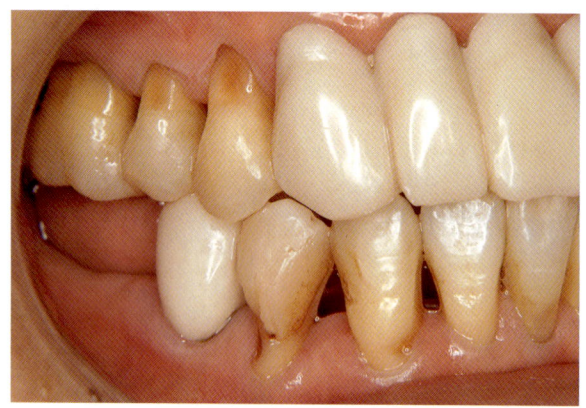

d スプリンティングの範囲と支台歯の歯数を評価している

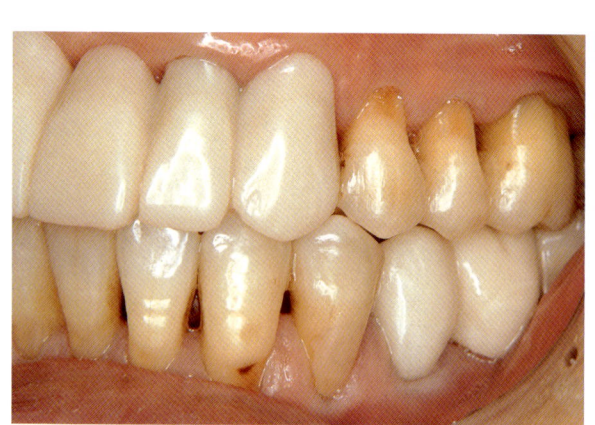

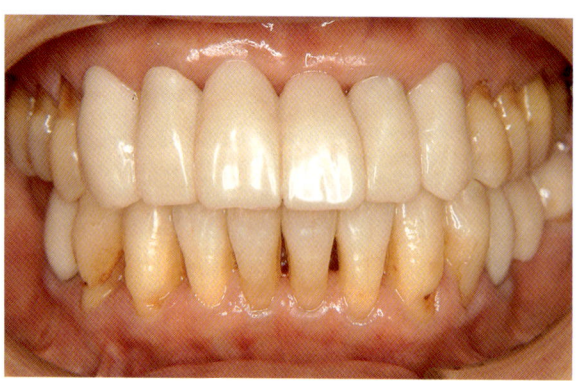

e 最終的なプロビジョナルレストレーションの状態

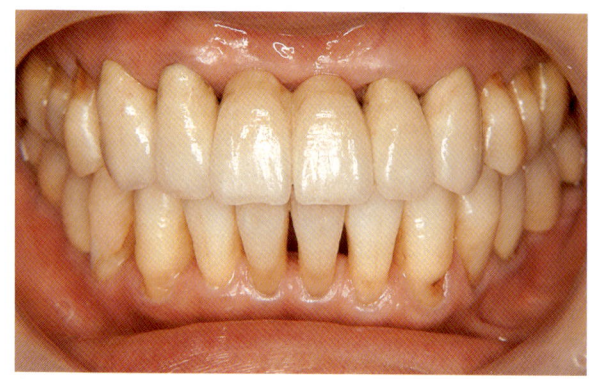

f 最終修復物装着

5）支台歯形成の状態と形成量のガイド

　支台歯形成には，歯冠修復物と歯肉との調和のための生物学的な原則のほか，生体力学的，材料学的な原則がある．しかし，支台歯形成の基礎において1歯単位で語られるプレパレーションの原則は，臨床的には歯列との調和を探るために修正を加えるべき項目である．そこでまず1歯単位の支台歯形成を行い，プロビジョナルレストレーションによって修復物の厚み，隣在歯との調和，クラウン全周のカントゥアを総合的に評価し

3-5 支台歯形成の状態と形成量のガイド

（症例：茂野啓示）

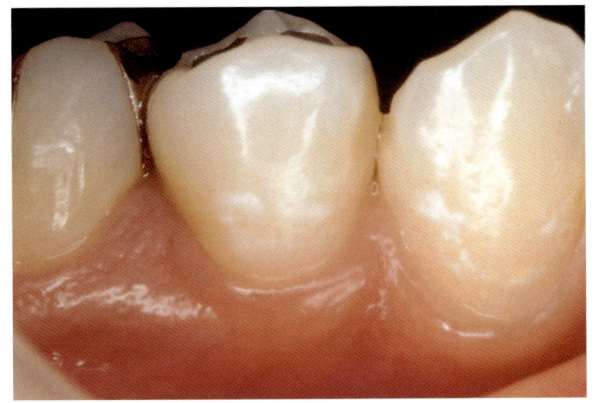
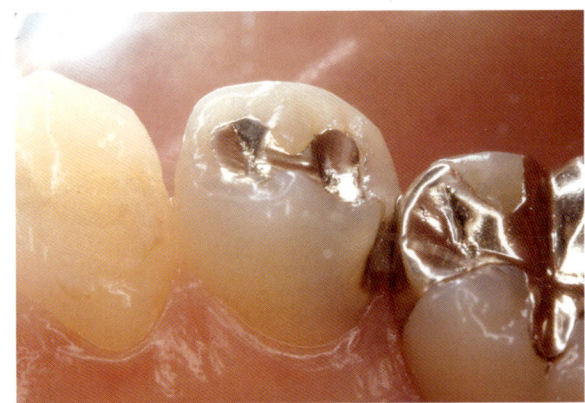

a 特に前歯群から臼歯群に移行する部分（ここでは$\overline{43}$部）では，歯肉，隣在歯と調和したカントゥアが求められる

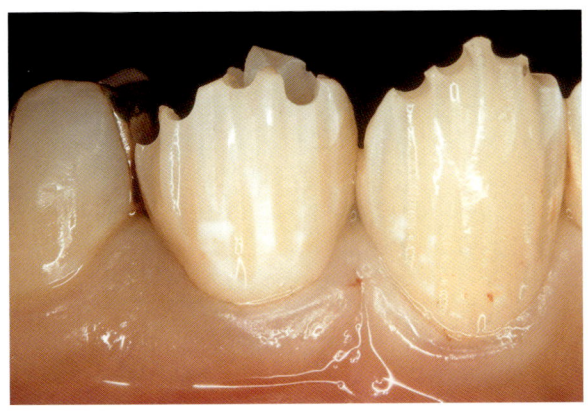
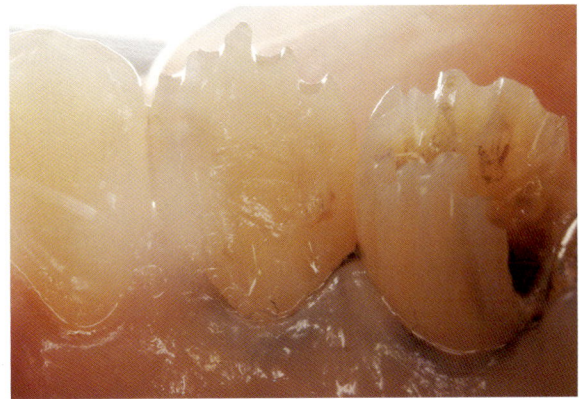

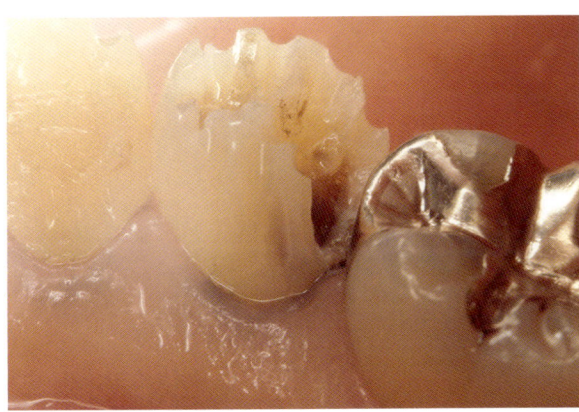

b 支台歯形成

て，必要であればさらに支台歯形成を進める．このようにして隣在歯と調和したセラピューティックカントゥアを与えることができる．

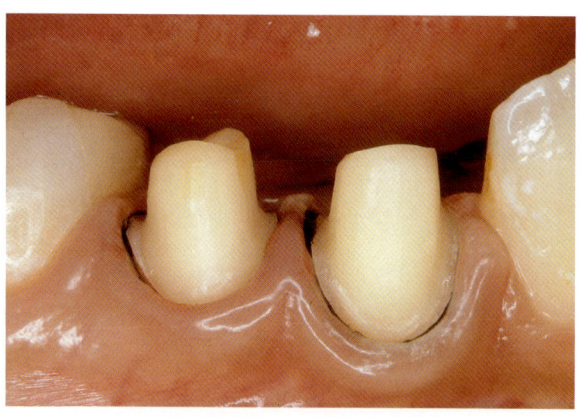
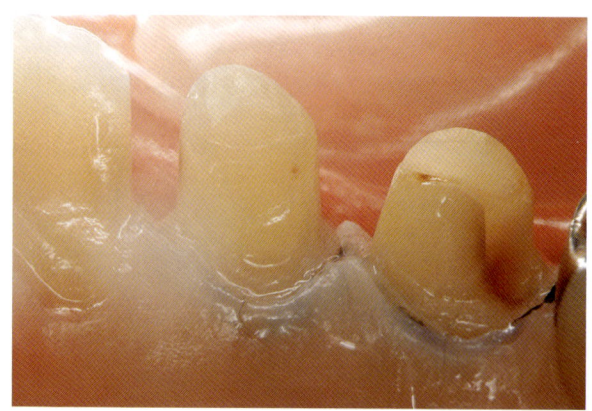
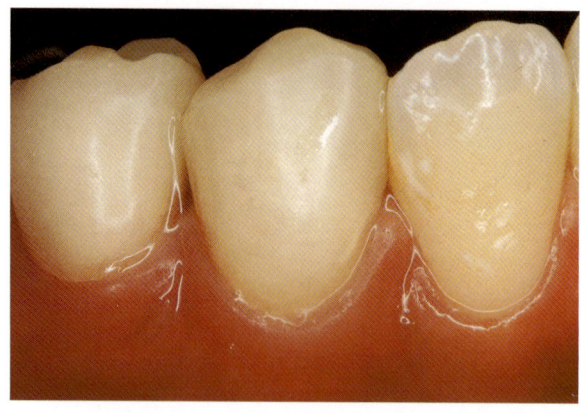

c　セラピューティックカントゥアを考慮した形成

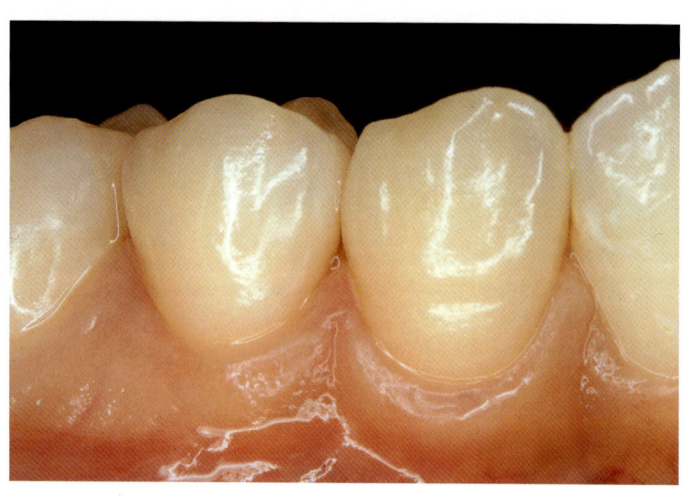

d　歯肉とよく調和した修復物を装着することができた

6）欠損補綴と支台歯決定のためのガイド

　欠損補綴は，つねに不確実性との戦いである．そこで常に明確な意図をもってプロビジョナルレストレーションを用いることが重要である．歯髄を保存できないか？　咬合の安定は得られているか？　補綴的侵襲を最小限にできないか？　清掃性と審美性を兼ね備えた形態は得られないか？　はじめから歯質を保存し，歯を保存しようと試みなければ，不確実性は増大しないが，可能性を切り捨てることは長期的にみて患者の利益にはならない．どんなにきれいな仮の歯をつくったとしても，術者が明確な意図をもたないならば，それはプロビジョナルレストレーションではなくテンポラリーにすぎない．

たとえば動揺歯の固定においては,「天然歯はできるだけ固定すべきではない」という原則と「快適な機能を回復したい」という相反する意図を調整しなければならない．欠損補綴において可能なかぎり多くの支台歯を取り込めば,修復物の安定度は高まるが,修復物が大きくなればなるほど精度は低下し,咬合調整をはじめすべての調整が難しくなる．ひいては修復とその支台の破壊から咬合崩壊のテンポを速めてしまうことにもなりかねない．このため,支台歯数と固定の範囲の関係を評価するツールとして長期にわたりプロビジョナルレストレーションを用いなければならないのである．

3-6　欠損補綴と支台歯決定のためのガイド　　　　　（症例：茂野啓示）

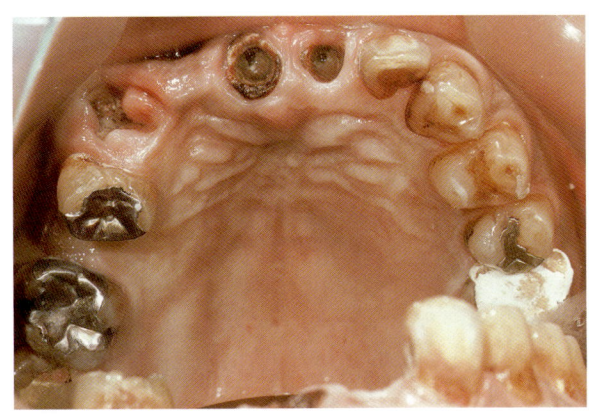

a 初診時．齲蝕罹患傾向の高い患者に不用意に修復を繰り返したためであろう．修復歯のいくつかが残根状態になっている

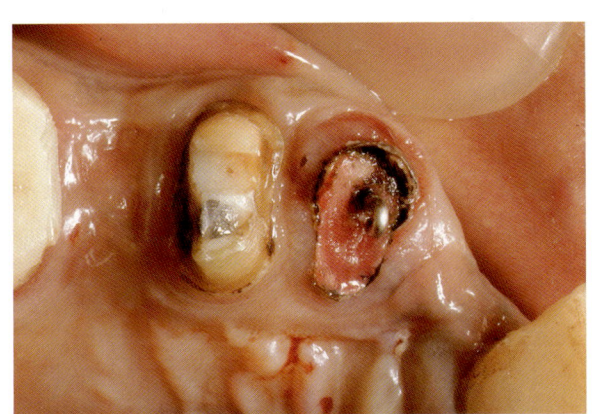

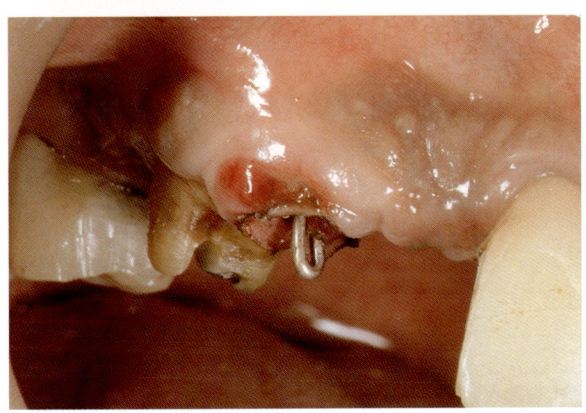 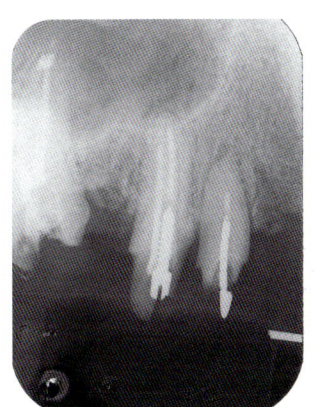 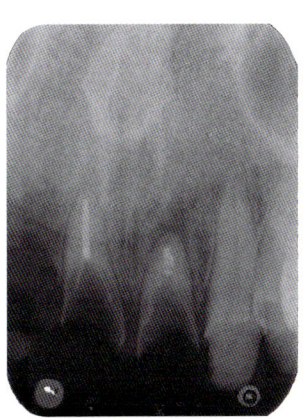

b 前歯部を固定性の修復物とするために,どうしても3┘を支台歯として生かしたいが,深い歯肉縁下カリエスがある．そこで矯正的挺出を行い,歯肉縁上に十分な健全歯質を確保して支台歯とした

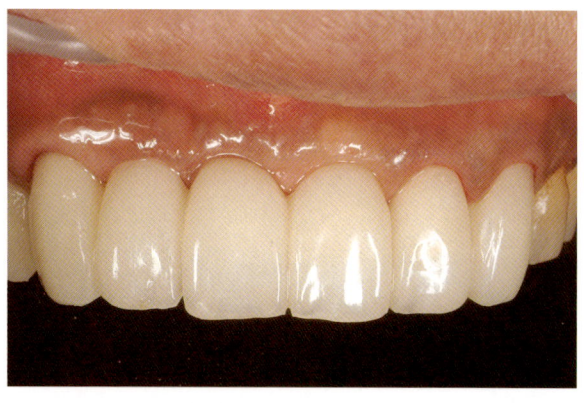

c 前歯3歯欠損のブリッジの支台歯でありガイディングトゥースとしたい③は，歯冠歯根比が劣悪で，残存歯質量も少ない．ブリッジの負担に耐えうるものかどうか，支台歯の範囲について慎重な評価が必要である

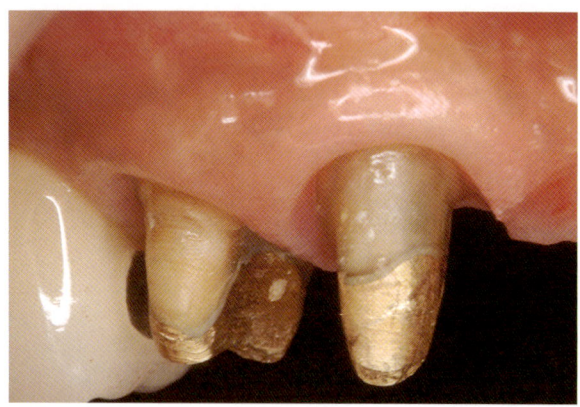
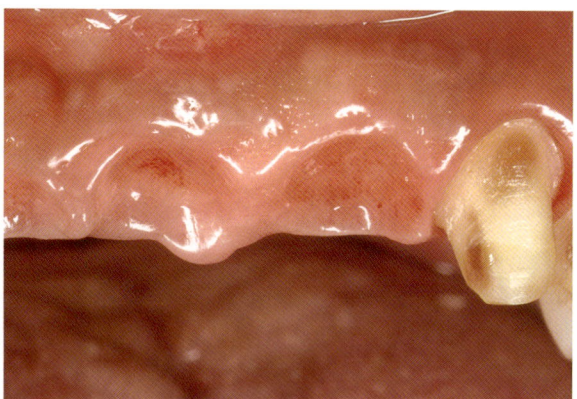

d 欠損側の疑似歯冠乳頭，欠損部歯槽堤の形状をプロビジョナルレストレーションによってつくりあげる

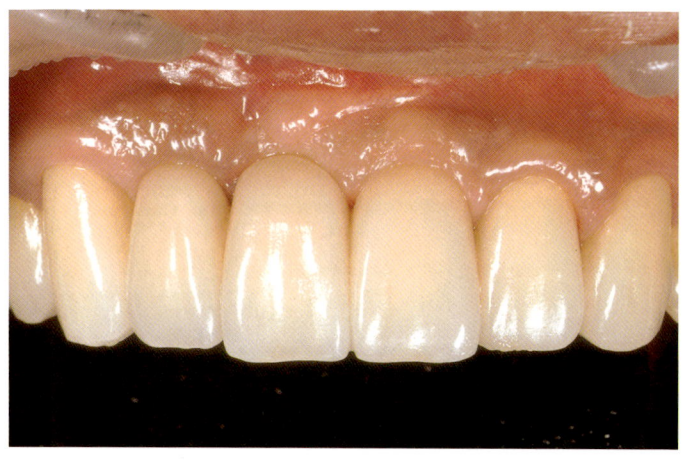

e 初診から3年後．プロビジョナルレストレーションを経て，慎重に力学的な評価をしたのち，装着された前歯3歯欠損のブリッジ

7）歯肉の反応の評価

　修復を必要としている歯の周囲歯肉に炎症を認める場合，もっとも重要なことはプロビジョナルレストレーションによって清掃しやすい歯冠形態を模索し，フィニッシュラインやその深さ（生物学的幅径），歯肉縁上縁下のクラウンカントゥアを改善することである．特に生物学的幅径を考慮しなければならない場合，つまり歯肉縁下にフィニッシュラインを設定せざるをえない場合，プロビジョナルレストレーションを装着することにより，その環境にクラウンマージンとカントゥアが適合するかどうかを選

択しなければならない．安易に矯正的挺出や外科的歯冠長延長術を行う前に，プロビジョナルレストレーションの装着により組織の反応を評価することで，生体への侵襲の少ない治療を行うことができる．

3-7 歯肉の反応の評価

（症例：茂野啓示）

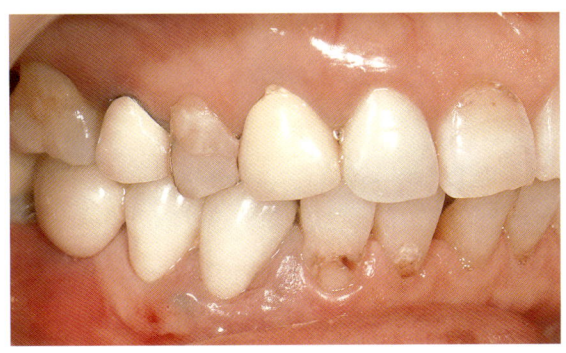

a　プラークコントロール不良のため口腔内全体の歯肉に炎症が認められた

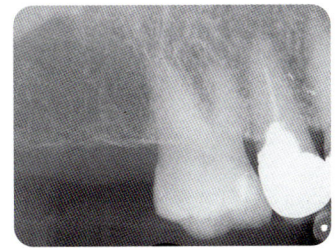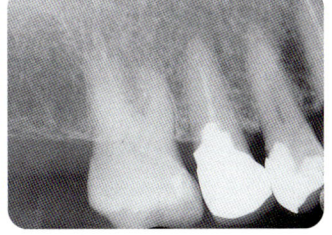

b　X線診査によって補綴物の不適合，歯肉縁下カリエスを認めた

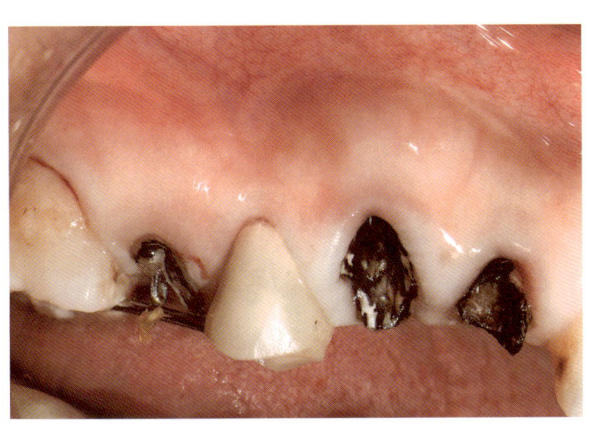

c　修復物を除去したところ歯肉縁下深くに感染歯質があるため，5｜は矯正的挺出を行う．3 2｜は歯肉縁下に健全歯質が残っているためプロビジョナルレストレーションにより生物学的幅径に問題を起こさないかどうか検討する

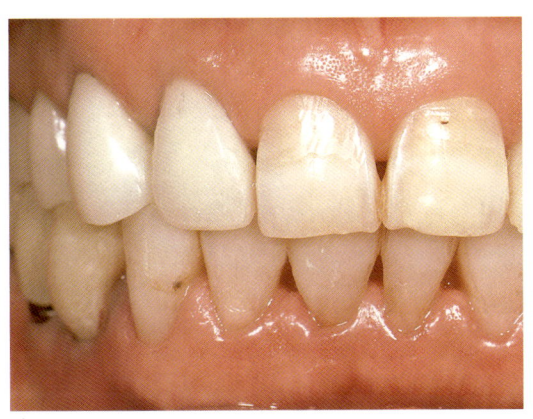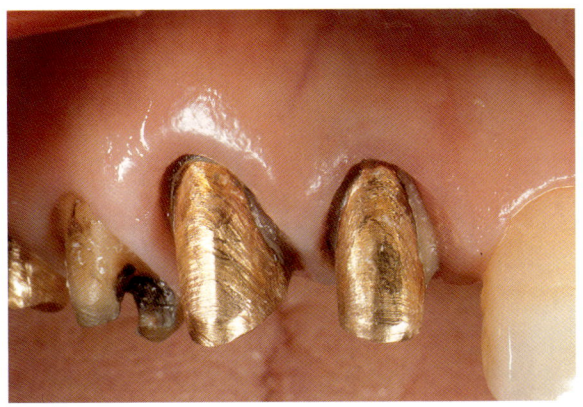

d　矯正的挺出と歯肉縁下カリエスの除去とともに支台歯として機能するか否かの評価を行う．プロビジョナルクラウンを装着し，歯肉の炎症が改善するかどうかを観察する

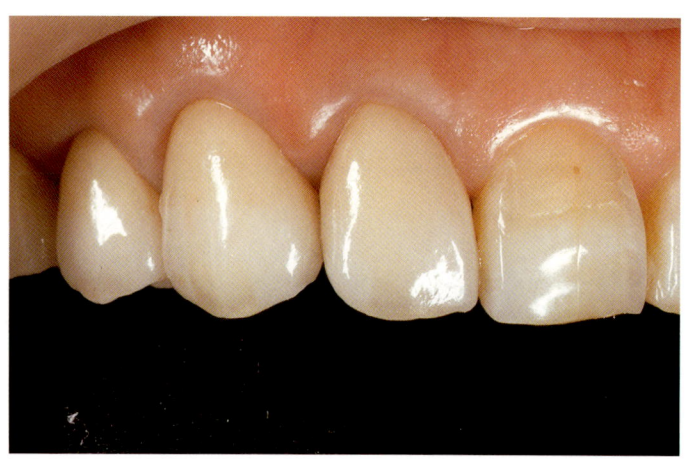

e 生物学的幅径の回復とうまくかみ合った修復治療

8) 清掃性の評価

プロビジョナルトリートメントの段階（provisional treatment phase）では，炎症の原因であれ，機能異常の原因であれ，明らかになった問題の原因を可能なかぎり排除する．その一つが修復物の清掃性の評価である．たとえば次の症例のようにプラークコントロールが不良でしかも不適合な修復物（クラウンマージンの不適合）がある場合には，不適合な修復物をプロビジョナルクラウンに置き換えたうえで，スケーリング，ルートプレーニングを行い，さらに患者のプラークコントロールを評価し，歯肉の反応を観察する．特に高度な炎症が広範囲に認められる症例では，炎症の消退とともに歯肉の高さや幅が変化する．この変化にあわせてプロビジョナルクラウンを調整することにより，歯周環境に適した修復物を製作することができるのである．ひいては長期のメインテナンスに耐え，清掃性の良い修復物を得ることができる．

3-8 清掃性の評価 （症例：茂野啓示）

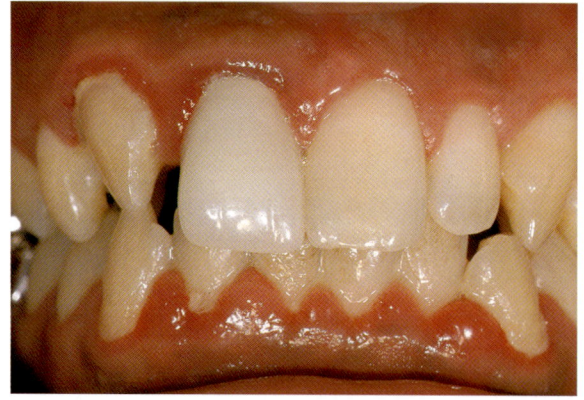

a 初診時．プラークコントロールは不良で歯肉の炎症が著しい

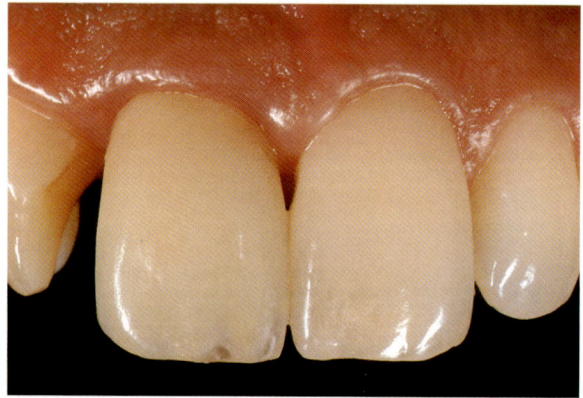

b プロビジョナルレストレーションによって清掃しやすい歯冠形態を模索する

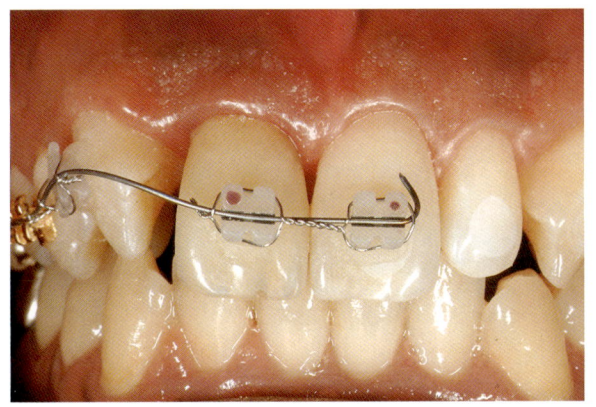 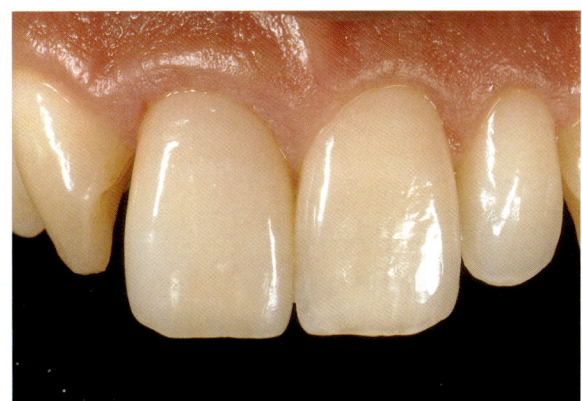

c　プロビジョナルレストレーションの段階で歯軸を正し，最終修復物装着

9）咬合の改善と安定

プロビジョナルレストレーションの製作は，患者の模型を咬合器にマウントし，まず，診断用ワックスアップによって咬合関係のみならず，修復の範囲，支台歯の選択などを十分に検討しなければならない．基本的には診断用ワックスアップを行うことによって，修復治療の設計を行い，それをプロビジョナルレストレーションに反映させなければならないのである．咬合の崩壊した症例で，機能回復を目的にするならば，まず咬合高径を決定し，その高径における下顎運動の咬合器上でのシミュレーションを口腔内にトランスファーし，患者の口腔内で機能の評価を行う．修復のおぼろげな計画を立て，それをプロビジョナルレストレーションに置き換えて口腔内で評価するのである．特に下顎の機能運動を大幅に変更した場合，顎関節とその周囲諸筋がその変更を受け入れることができるかどうかを評価するには，少なくとも約6〜8週の期間が必要となる．つまり適応するまでの観察期間が必要となるのである．

3-9　咬合の改善と安定
（症例：北原信也）

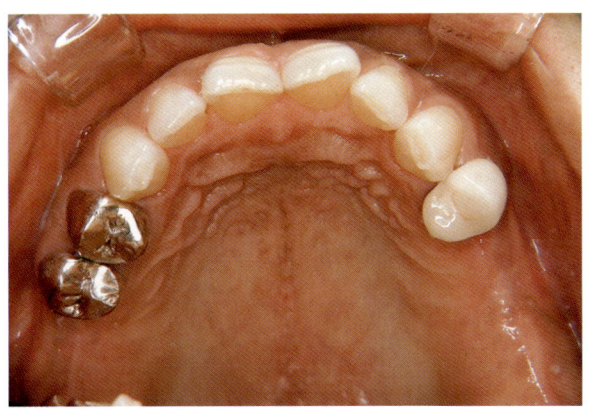 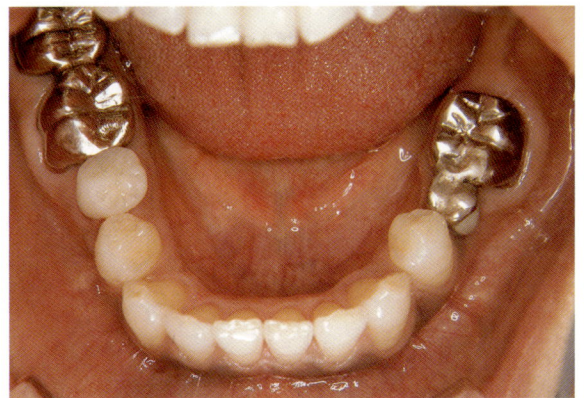

a　初診時．上顎は小臼歯までしか残っていない．咬合支持の欠如は，咬合崩壊の一途をたどることになる

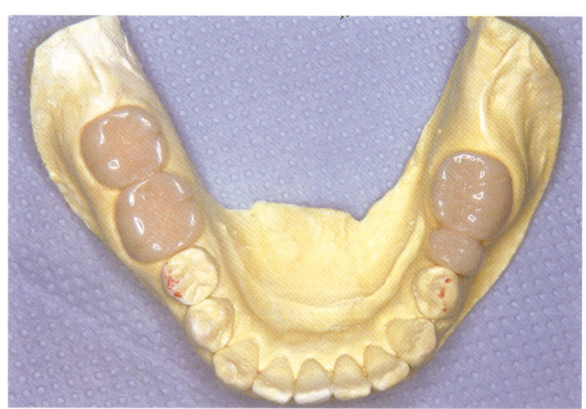
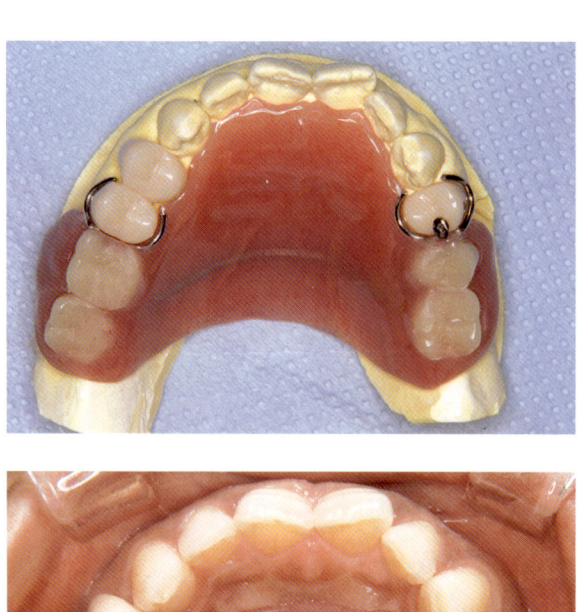
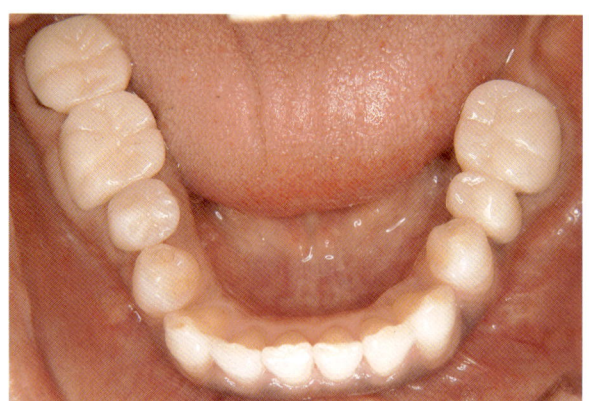
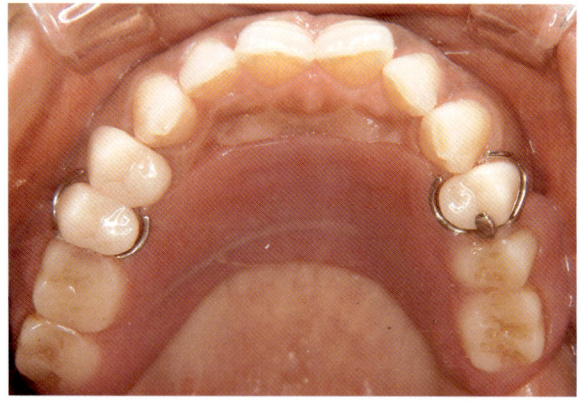
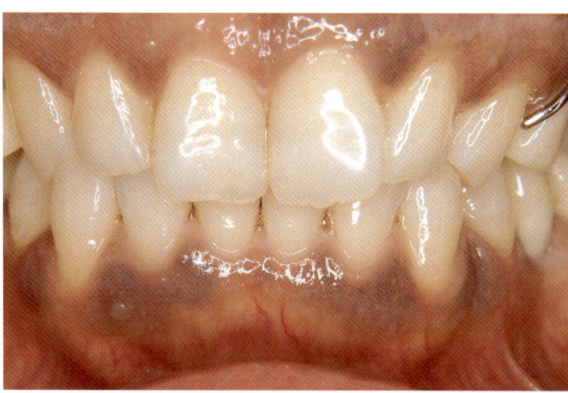
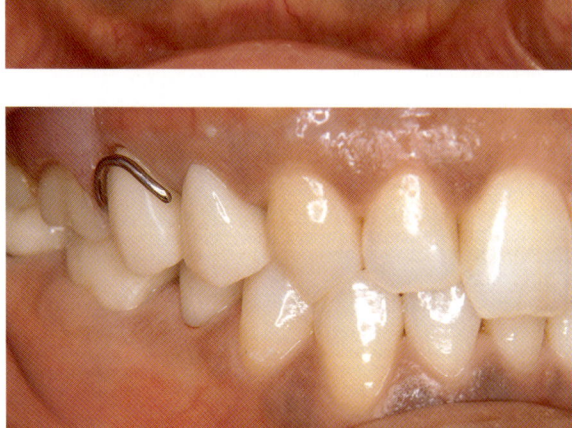
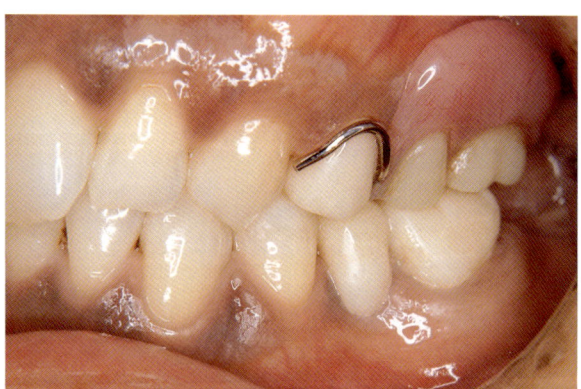

b 早期に咬合の安定を図るとともに，臼歯部の咬合高径をプロビジョナルデンチャーにて模索する

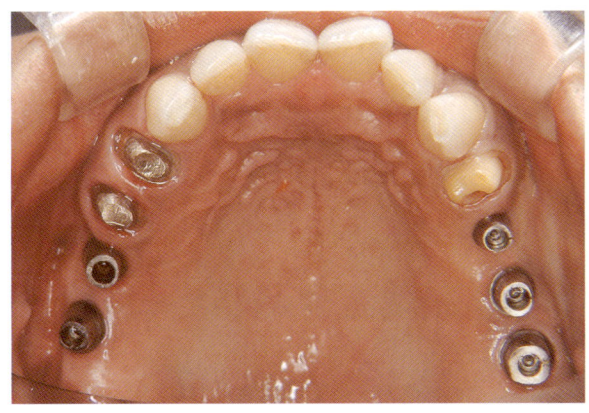

c 咬合の安定を得たうえで，インプラントプレースメントの最終位置を決定する

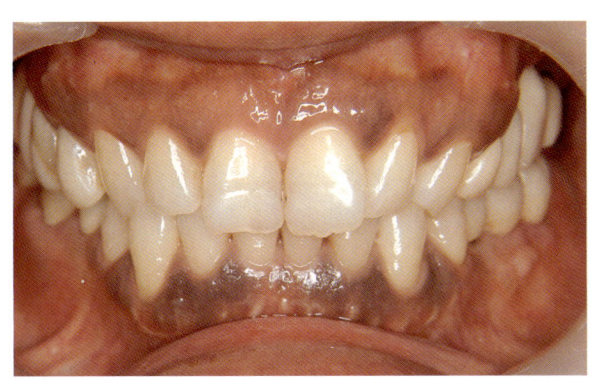

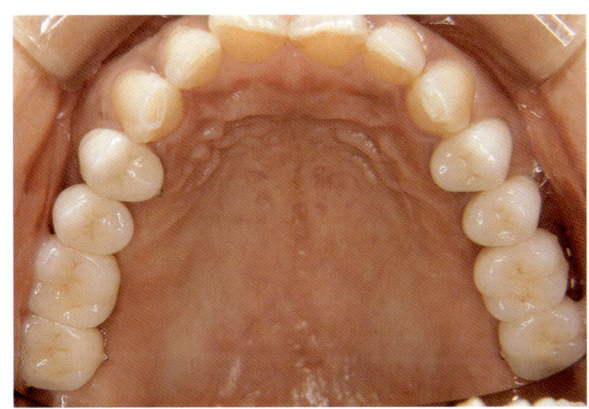
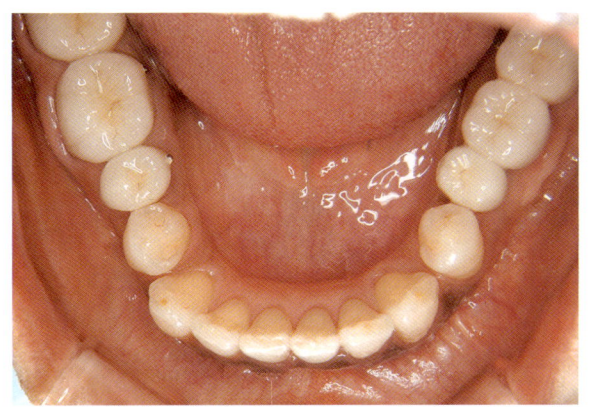

d 最終補綴物装着

10）スプリンティングの範囲とデザインの決定

　動揺歯固定は，必要最小限にとどめるべきである．プロビジョナルトリートメントの段階もしくはイニシャルプレパレーションの段階で歯の動揺が収まれば固定は不要となる．しかし，動揺が続く場合には永久固定を計画することになるが，その範囲は，プロビジョナルレストレーションによって決定する．永久固定の範囲の決定は，まず固定に取り込む支台歯を最小限に設計したプロビジョナルレストレーションを装着し，その動態を評価する．

　動揺度が著しく，スプリント全体の動揺がある場合には，スプリンティングに組み込まれた健全歯によってユニット全体の動きが緩和される．こ

の結果，動揺の少ない支台歯のセメントがウオッシュアウトする．セメントウオッシュアウトが改善しなければ，スプリンティングに組み込む健全歯を増員する．このように，スプリンティングの範囲をプロビジョナルレストレーションのセメントのウオッシュアウトによって評価し，決定することができるのである．

3-10　スプリンティングの範囲とデザインの決定　　（症例：Kim R）

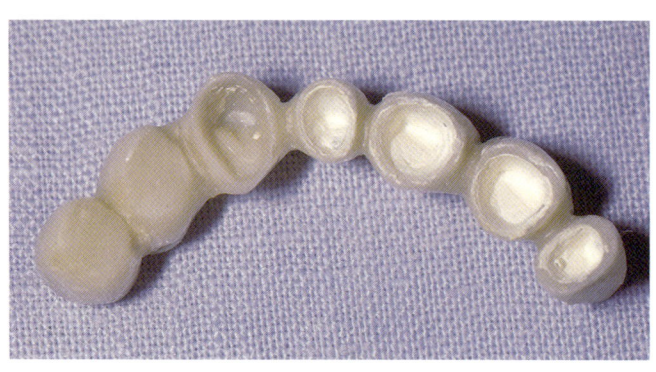

a このケースではブリッジの支台歯のセメントがウオッシュアウトしている

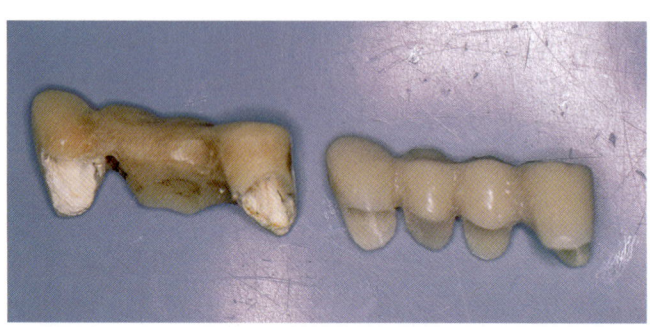

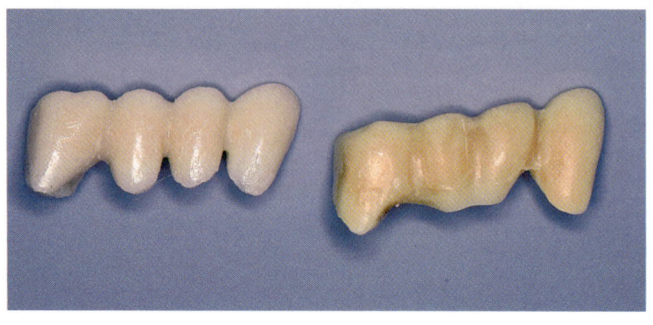

b こちらは2歯欠損を2本の支台歯で支えているが，これが負担に耐えるかどうかプロビジョナルレストレーションによって評価している．セメントのウオッシュアウトもなく，周辺組織との調和も良好なので，このまま修復処置に移行した

11）矯正治療への利用

すでに修復治療が施された歯列に対する矯正治療においては，修復された歯冠が歯槽骨内の歯根の長軸，すなわち歯軸を正確に表しているとは限らない．また矯正治療においては，不正歯列の歯冠幅径総和と排列されるべき歯列弓長と顎堤との差が重要な診断要素になるが，修復歯列では，歯冠幅径はかなり可変的である．すなわち，トゥースサイズの自由度が高く，コントロールが可能である．また修復歯列では，欠損や失活歯の存在，歯周支持骨の状態など，矯正学的な基準より前に1歯1歯の状態を正確に評価しなければならない．そこで，矯正歯科医とタイアップする前に修復物の評価，歯軸の評価，支持組織の評価を行い，その評価に基づき矯正歯科医とともに治療計画を立案する必要がある．そして歯軸の変更が必要な場合やトゥースサイズでコントロールの度合いなどを相互に検討し，それにより立案された治療計画に応じてプロビジョナルレストレーションを装着し，矯正治療に入らなければならない．

3-11　矯正治療への利用　　　　　　　　　　　　　　　　　　　　　　（症例：北原信也）

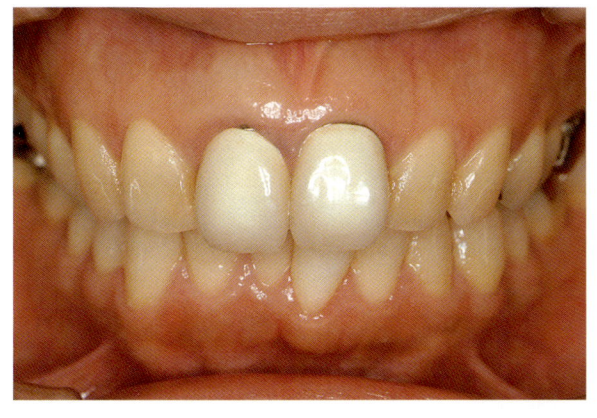
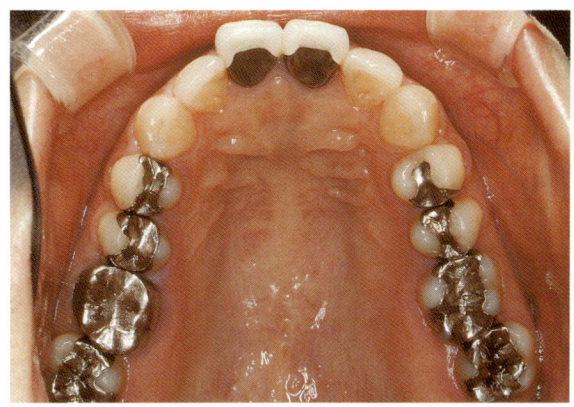
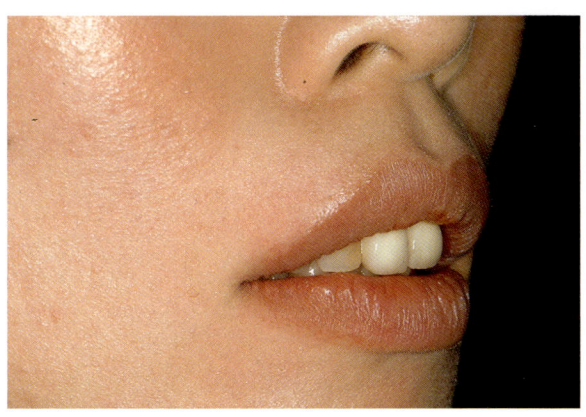
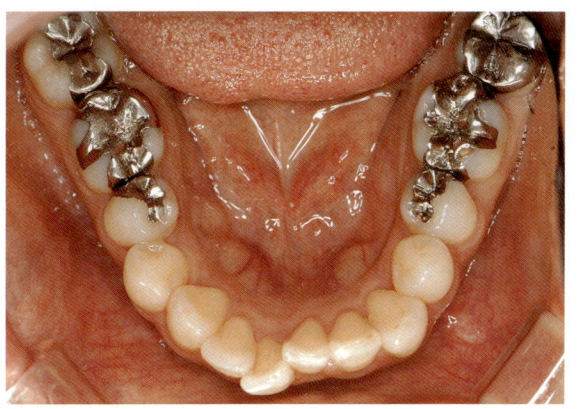

a 初診時．修復歯列であるが，前突した 1|1 はセラモメタルクラウンであり，歯軸の方向も唇側に傾斜しているようだ．7| の唇側転位歯も上顎の唇側傾斜の大きな原因になる

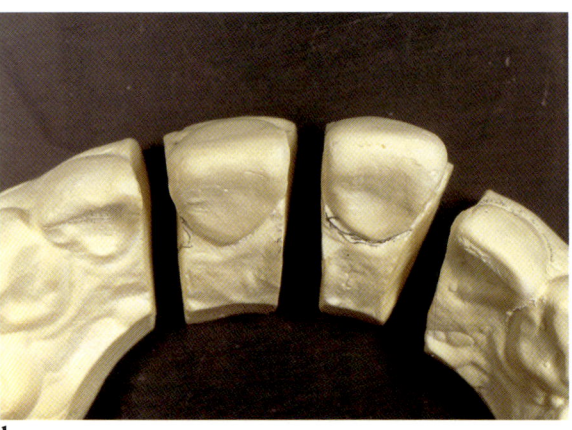 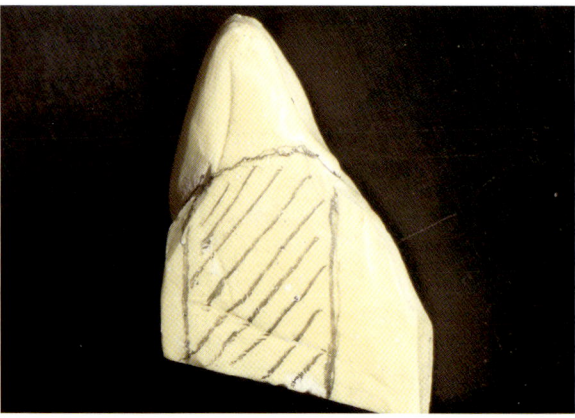

b 歯冠修復によって歯軸と歯冠との関係が変わっている可能性があるため，本来の歯軸を検査することが矯正のポイントになる．ここでは歯冠側寄りの根形態が唇側歯肉形態と一定距離で相似形であるという解剖学的特徴をもとに，セットアップモデルより唇側形態を推測する

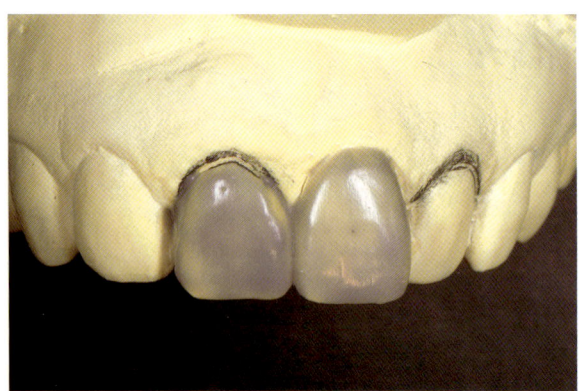 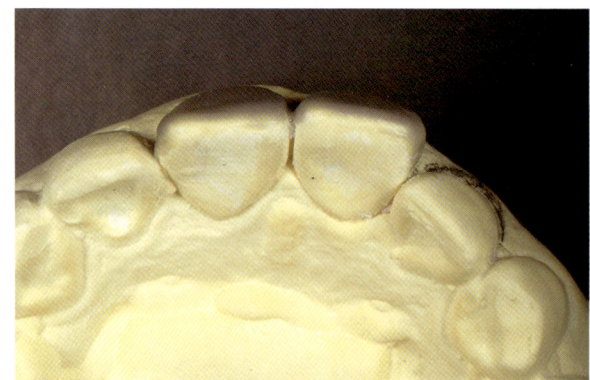

c もともとの唇側歯冠形態を再現し，矯正歯科医へのオーダーを明確にするため希望する歯頸線を印記する

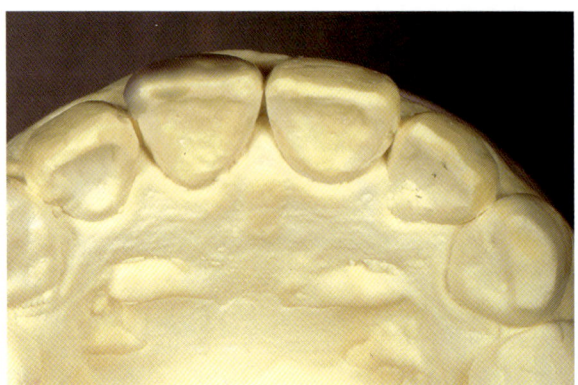

d 目標は唇側がきれいに並んだアーチフォームである

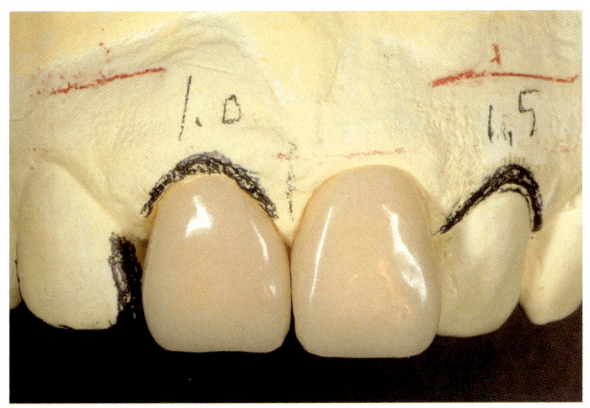
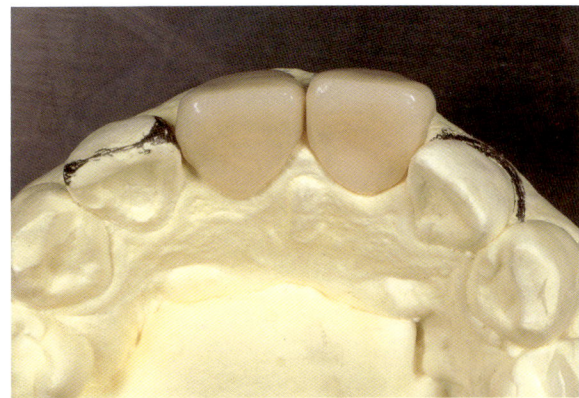

e 診断用ワックスアップに基づいてプロビジョナルクラウンを製作．これで傾斜移動ではなく歯根を含めた歯体移動が実現できる

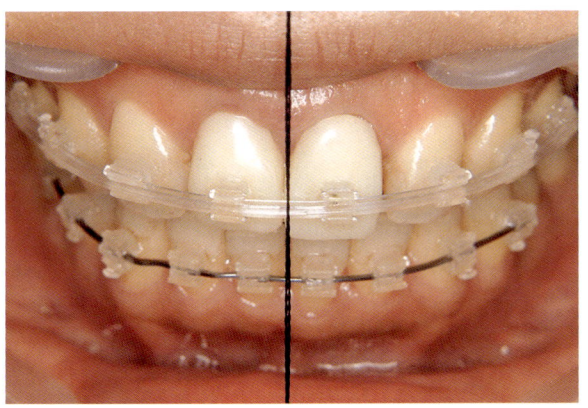
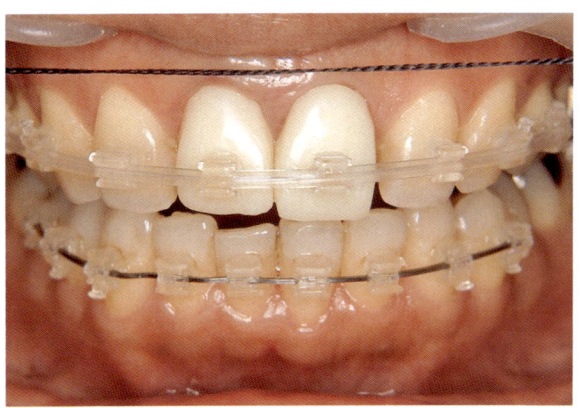

f 矯正治療終了直前．正中の一致を確認する

g 矯正医にオーダーした歯頸線が整っていることを確認する．1」は根尖側に約1mm圧下したため切端が1mm短くなっている

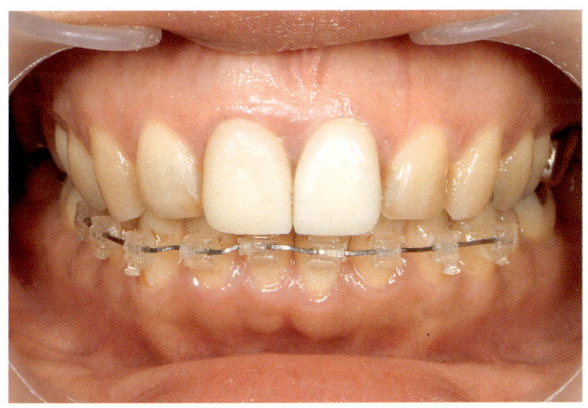
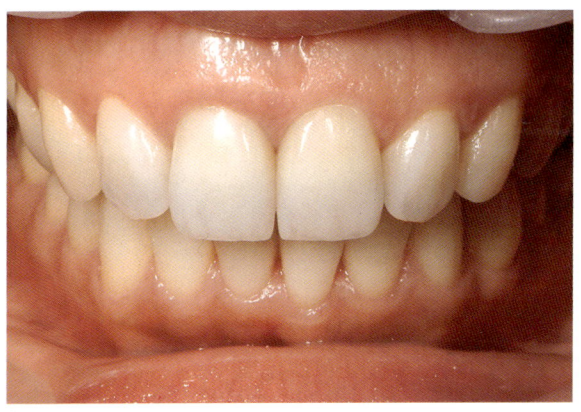

h ブラケットを外したのち，プロビジョナルレストレーションにより周囲組織との調和，審美性などについて評価する

i 矯正治療を終え最終修復

4 プロビジョナルレストレーションの要件
Requirement of provisional restoration

1 プロビジョナルレストレーションの基本的な要件

プロビジョナルレストレーションは，生理学的な条件を備えていると同時に患者の口腔内に一定期間装着しておく必要があり，また治療用の歯冠修復物として機能しなければならない．そのためには，次の要件を備えていなければならない．

- 辺縁の適合がよい（4-1，2）
- 咀嚼機能時に必要な維持力と強度を備え，耐久性がなければならない（4-3，4）
- 生理学的な軸面豊隆やエンブレジャーなどに関して適正な歯冠形態をもっている（4-5～7）
- 修理や形態修正が容易でかつ簡便に研磨できる（4-3）
- 術者によって着脱が容易にできる（4-4）

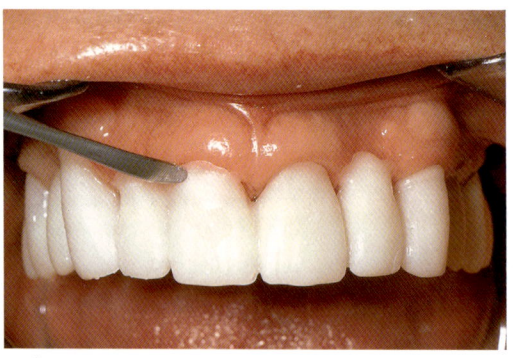
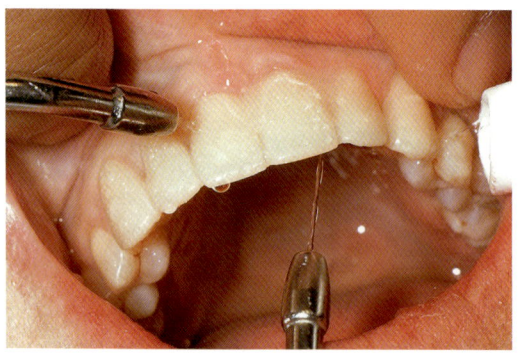

4-1 概形成されたプロビジョナルレストレーションを口腔内で試適し，マージンをアクリルレジンでウオッシュしたうえで形態修正とマージン調整を行う（Dr Kimの資料，1976）

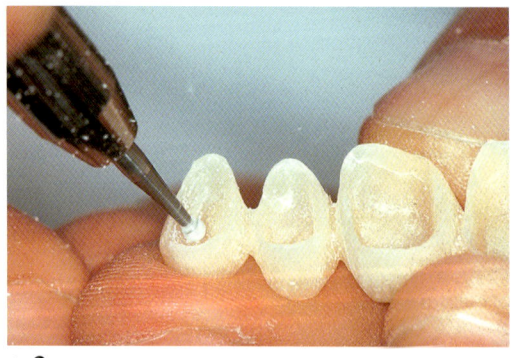
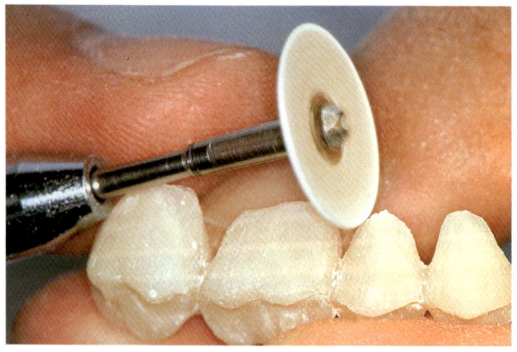

4-2 口腔外におけるマージン部を含めた形態修正．アクリルレジンの賦形性の容易さが発揮される（Dr Kimの資料，1976）

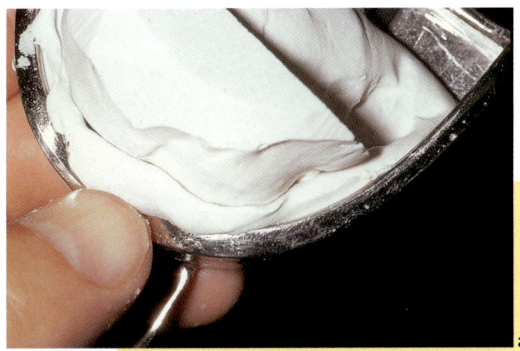
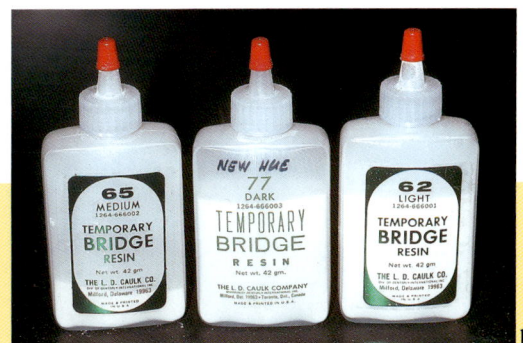
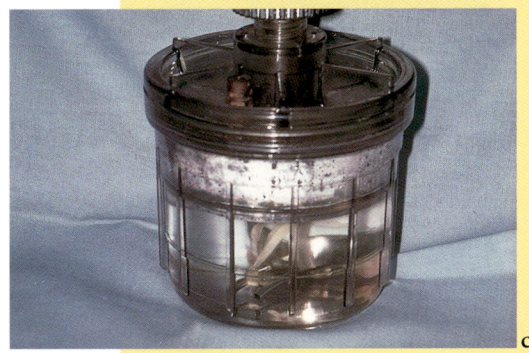
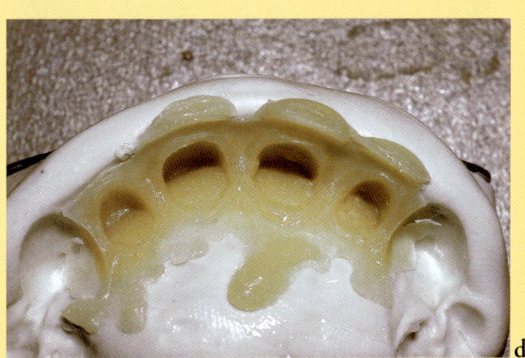

4-3 間接法によるプロビジョナルレストレーションの作製（Dr Kim の資料，1976）
a 診断用ワックスアップのオーバーインプレッションをシリコーンパテで採取
b〜d 即時重合のアクリルレジンをオーバーインプレッションに流し込み，加圧し，シェルを作製する
当時も現在もプロビジョナルレストレーションの材料としてはアクリルレジンが用いられる．強度的には十分とは言い難いが，現在では，咬合面にコンポジットレジンを用いるなどして対応することができるようになっている

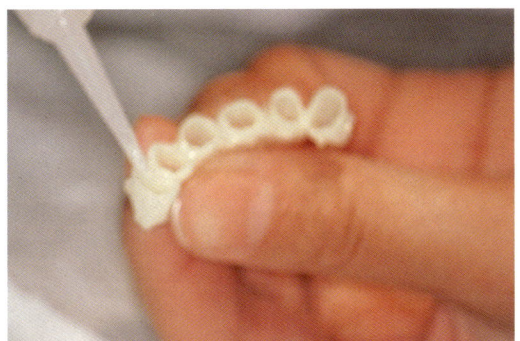
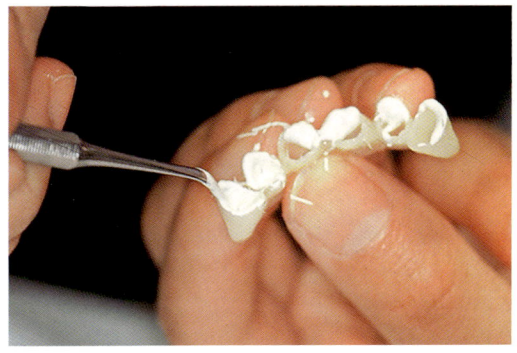

4-4 プロビジョナルレストレーションの装着．術者による着脱が可能なように仮着材の選択は重要である（Dr Kim の資料，1976）

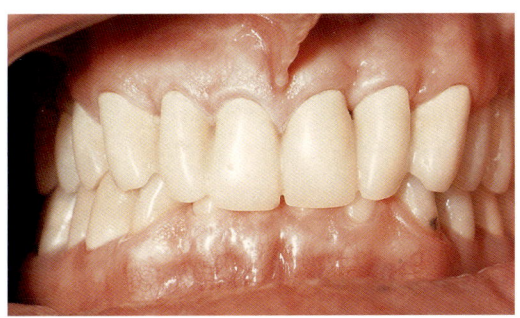
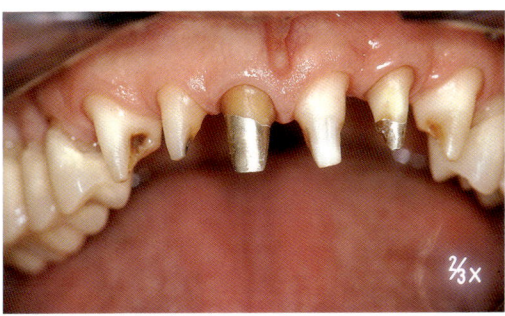

4-5 プロビジョナルレストレーションを装着し歯周環境を整備している（Dr Kim の資料，1982）

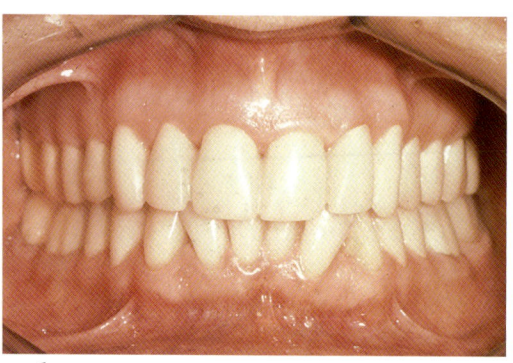 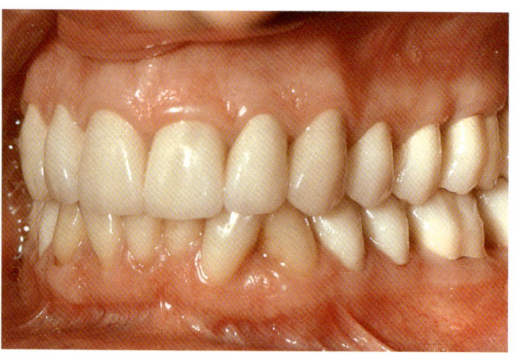

4-6 プロビジョナルレストレーションと最終修復物．双方の形態に変化はない（Dr Kim の資料，1981）

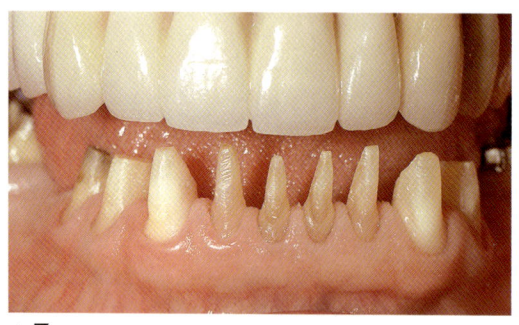 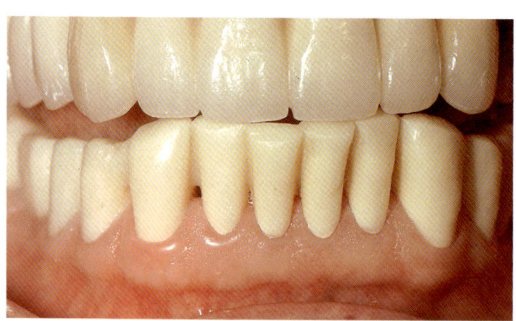

4-7 支台歯保護と歯周環境整備，機能回復．それらをすべて考慮したプロビジョナルレストレーション（Dr Kim の資料，1989）

2 Dr Kim が教えた provisional treatment と provisional restoration の役割

「私の臨床の 80 〜 90 ％はプロビジョナルレストレーションの調整だ」「プロビジョナルレストレーションの調整が私の趣味だ」．これが 1983 年に南カリフォルニア大学を訪れた際*，Dr Kim の診療室で，患者の治療を見学しているときにうかがった言葉である．

* SJCD 研修

歯科医療におけるプロビジョナルレストレーションの本質は，正しく，この短い言葉に表されている．確かに，天然歯と見分けのつかない歯冠修復物が装着されることは，患者にとっても術者にとっても望ましいことである．しかし，万一そのような歯冠修復物を装着された支台歯の歯肉が数年という短期間のうちに退縮したとするならば，それは医療としては望ましいことではない．

結果として，生体に適応する歯冠修復物ではなく，適応しない「異物を装着した」といわざるをえないからである．そして，もしこれがプロビジョナルレストレーションを適切に用いずになされた処置であるならば，なおさらである．やはり，最終歯冠修復物の製作，そして装着は，どのような歯冠修復物が生体に適合するものか，明確な判断基準を得たのちに初めて進むことができるプロセスである．それでも，歯冠修復物が永久に生体に受け入れられるわけではないのである．

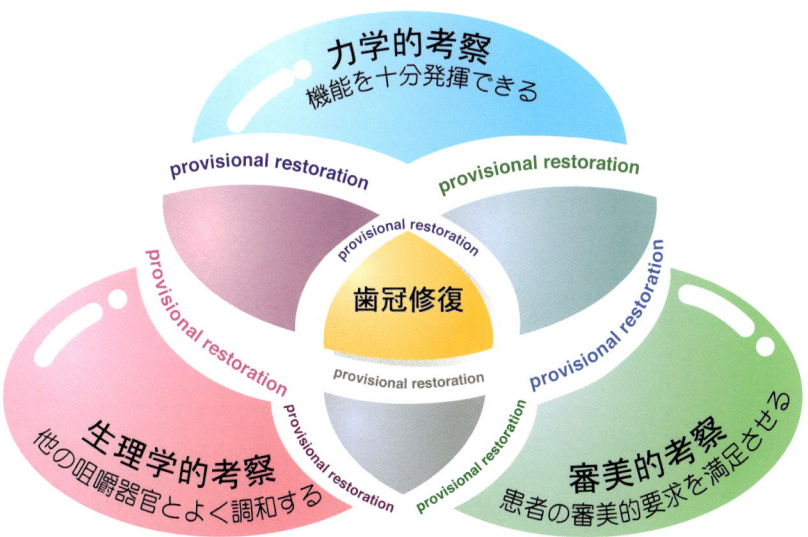

そして，Dr Kim は，1983 年の講義の中でこうも述べている．

「われわれが歯冠修復治療を行うときには，機能を十分発揮でき（力学的考察），ほかの咀嚼器官とよく調和し（生理学的考察），最後に患者の審美的要求をどこまで満足させるか（審美的考察）という三つの条件を考えなければならない．いま（1970 年代），「予防」ということが大きく取り上げられている．すなわち健康な歯と歯周組織，またその他の咀嚼器官に問題が起こらないよう，そして治療した歯冠修復物をできるだけ長持ちさせることが重要ある．そのためにペリオ，エンド，外科，矯正，補綴の相関関係を考えたうえでの診療が非常に大切になってくる．

歯冠修復物は一つの咬合面と四つの軸面をもっている．咬合面すなわちオクルージョンの問題から生ずる歯周疾患と，軸面すなわち生理学的問題からくる炎症性歯周疾患がある．歯周治療を行う場合に，プラークコントロール，スケーリング，歯周外科だけを考えて治療するなら，歯周治療のための歯周治療になってしまうと思う．歯周治療の一環としての咬合調整や，動揺歯固定とオクルージョンとの関係，悪癖の解消，歯冠修復治療（永久固定を含む）とオクルージョンの関係などを十分考えるべきである．むろんその間に矯正，口腔外科，根管治療が必要であれば行われる．そして回復診療として最終歯冠修復物を装着するわけだが，歯冠修復物の咬合面を，オクルージョンを考えずにつくるとペリオの問題や生活歯の場合ではエンドの問題が起こり，また生理学的条件を満足するように軸面を作製しないとペリオの問題が生じてきたりする．さらにそのうえで審美的要求も満足させるべきである．

このような総合的に考慮しなければならない治療計画に基づいた治療"multi-disciplinary sequential treatment planning for combine therapy"が非常に重要となる．そうでないとプラークコントロールをはじめとする家庭療法や歯科医師側が定期検査を行っても，予防の意味がない．最近（1970 年代），特にプラークコントロールが非常にやかましく言われている．これはもちろんとても大切なこと

であるが，combine therapy をよく理解したうえでのことである．われわれ人間はプラークコントロールをするために生きているのではない．生活を楽しむために生きているのである．そのためには心身の健康保持ということが重要なポイントになる．

　つまりプラークコントロールとは健康保持の一手段である．各歯科のそれぞれの分野ごとにさまざまな研究がなされ，新しい知識や技術が導入されていることは，大変良いことだと思うが，その一方，総合的な診断ということが忘れられがちである．また生体に対して行う治療は，必ず一定の観察期間を設け，われわれの行ったことをどのように生体が受け入れ，反応するかをしっかり見届ける必要がある．そのための provisional treatment phase であり，それを実行する最も重要なことが provisional restoration の調整なのである」

(1983 年南カリフォルニア大学卒後教育講習，講演より)

　プロビジョナルレストレーションに求められる要件をあげることはできる．しかし，それは，あくまでも術者の診断能力に依拠するものであることを明記しておきたい．

プロビジョナルレストレーション

2

プロビジョナルレストレーションの作製法

Fabrication of provisional restoration

1 プロビジョナルレストレーション作製にあたって
On fabricating provisional restoration

　最終歯冠修復物が装着されるまで暫間的に使用される暫間修復物を「テンポラリークラウン」という．このテンポラリークラウンは，あくまでも処置をされた支台歯の保護，その状態における咬合の維持といった目的に用いられ，また，期間のうえでも一時的，短期的なものであり，あたかも「傷が治癒する間に用いられる包帯」にたとえられる．これに対して，プロビジョナルレストレーションはさまざまな目的を有し，そのため，製作にあたっては，使用する材料の的確な選択が必要である．プロビジョナルレストレーションは，前節に述べたさまざまな要件を満たすような形態を付与する必要があり，それらの要件について評価し修正することに意味がある．プロビジョナルレストレーションが，最終的な歯冠修復物を装着される過程にあって，全く修正がなされることがないということは論外である(1-1)．

　たとえば，一口腔単位を念頭においての総合診断，治療計画に基づく予知性の高い最終歯冠修復物を装着するという考え方，あるいは従来の術者主導型の治療の進め方が過去のものになり，インフォームドコンセントをきちんと経て，医患双方が納得をしたうえで治療を進めることが当たり前と考えられるようになってきている現在では，プロビジョナルレストレーションは形態のみならず色調などに関しても考慮することが求められている．つまり，昨今では機能的問題の解決に加え審美的要求も高まるなか，一般的な審美性のガイドラインを満足させるだけでは，患者の要求を完全に満たす歯冠修復物を作製するための基準とはいえないのである．

　プロビジョナルレストレーションは，その目的に応じて口腔内に一定期間装着しておくことで，患者の希望も取り入れつつ，最終修復物のシミュレーションとして機能，生理的調和，審美性などを再評価し，また患者，術者とも満足のいく結果を得るためのツールといえる．

　このように，まずプロビジョナルレストレーションのための材料的な条件を理解しておく必要がある．その条件は，チェアサイドにて修正を加えることができること，さらには，必要に応じてある程度の色調の再現性があることが要件となる．金属やセラミックスなどのチェアサイドでの加工が難しい材料は，プロビジョナルレストレーションの材料として適しているとは言い難い．現時点では，レジンを，その目的に応じて，単一あるいは複合的に用いることが一般的といえる．

　さて，実際にプロビジョナルレストレーションの作製，修正過程においては，次に示す要素を評価しながら操作を行うことになる．まず，顔貌と歯列とに関する基準に関してである．

1-1 テンポラリークラウンとプロビジョナルレストレーションの違い

初診の状態

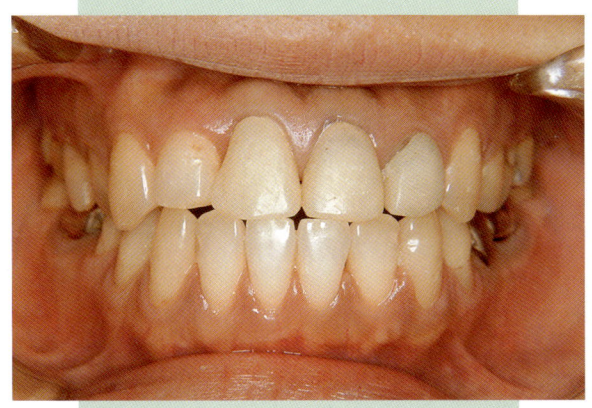
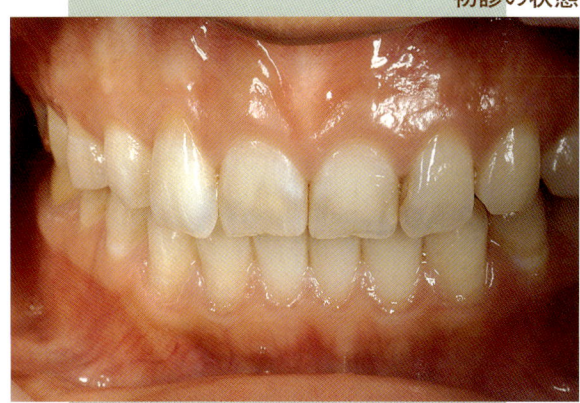

診断用ワックスアップ

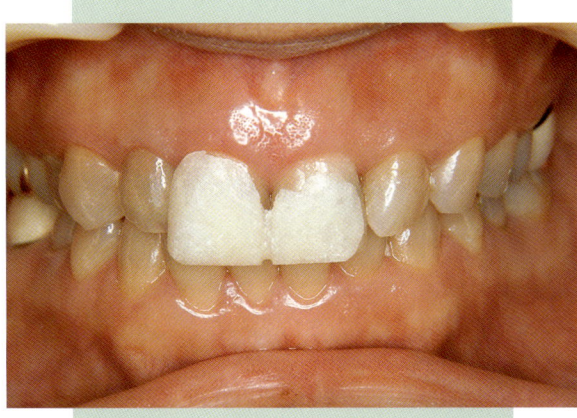
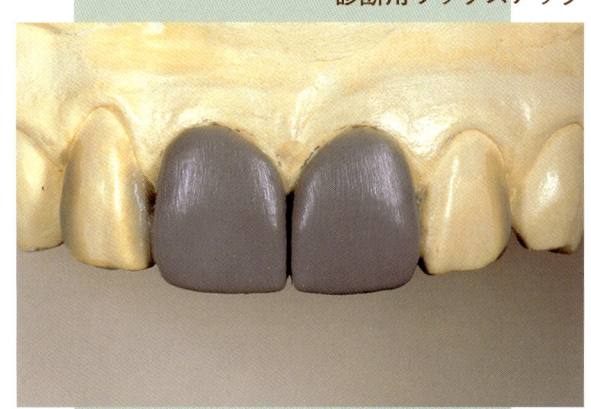

装着されたプロビジョナルレストレーション

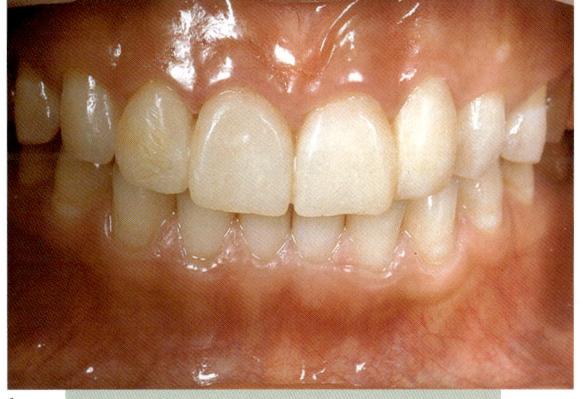

a テンポラリークラウン．材質は修正が可能なレジンを使用しているが，3症例ともレジンクラウンを仮着したままでなんら評価も行っていなかったと推測される

b なんらかの処置を行う前に診断用ワックスアップを用いて診査・診断した結果をもとに装着されたレジンクラウン．aと材質はそれほど変わるものではないが，まずスタートが異なる．これを後述の要素を評価しながら患者とともに確認し修正する

facial esthetics
正中線
切端の位置
スマイルライン
咬合平面
歯肉レベル

そして歯列の基準を確認したのち，歯列と歯との関係を評価する．これにより，顔貌全体から口腔との関係を評価することが順序立ててできることになる．

esthetic elements
歯の位置
歯肉レベル
排列
外形
色調

このような要素に関してプロビジョナルレストレーションを用いて診査を行うことにより，臨床的には下記のような歯冠修復処置上の要素を総合評価でき，また，ラボとの情報伝達がうまくいく(1-2)．

審美性
咬合
発音
ポジション（位置）
外科手術への対応
チェアサイド-ラボサイドコミュニケーション

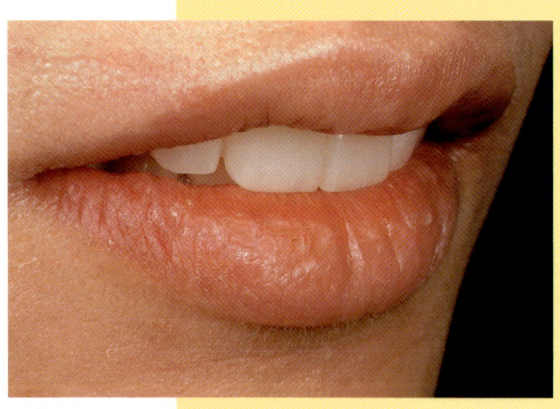 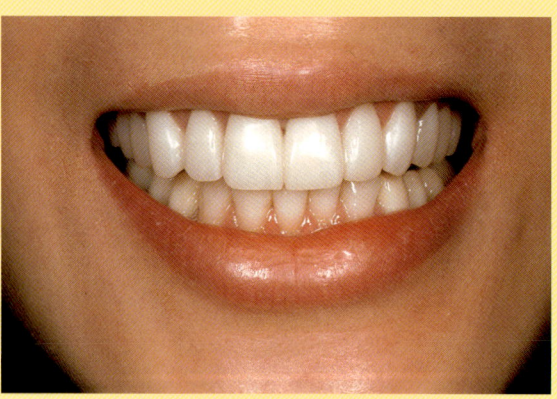

1-2 歯冠修復物を作製することが決定された段階，つまり最終段階のプロビジョナルレストレーション．この患者の場合は，特に歯冠修復物と歯肉とがなす形態，前歯部切端と口唇との関係，そして色調に関しても厳しい要望が出された

2 プロビジョナルレストレーションの作製法
Fabrication of provisional restoration

1 直接法と間接法

プロビジョナルレストレーションの作製法には，チェアサイドで歯科医師が形態をつくる後出の直接法と，ここで説明するラボに製作を依頼する間接法の二通りがある．現在では，レジンの高度な取り扱いに歯科医師が慣れていないことから，間接法で作製されることが多いと思われる．直接法，間接法それぞれ一長一短があり，どちらがいいというものではないが，それぞれの作製上の相違点については Table 2-1 で対比する．

臨床上，口腔内では，弾性のあるシリコーンパテを戻す位置に狂いが生じやすく，テクニカルエラーをできるだけなくすため，本数の多いもの(1/4顎以上)は間接法で行うことを勧める．

しかし，いずれの場合も診査・診断によって得られた情報をもとに模型上に具現化した，診断用ワックスアップ(第1巻を参照)がベースとなるが，チェアサイドとラボサイドとの共通の歯冠修復のための設計図ともいえる診断用ワックスアップの歯冠形態を複製し完成したプロビジョナルレストレーションを口腔内に装着するところが出発点である．

2 プロビジョナルレストレーション作製・修正上の要点

2-1 にプロビジョナルレストレーション作製のプロセスを示すが，患者の主訴は審美的改善である．CR，CO のズレもあり，各種診査の結果上顎は 7+7 の修復処置となった．すでに装着されている修復物の再治療ということもあり，特に審美的な評価を加えたプロビジョナルレストレーションでのシミュレーションが必要不可欠となる．

Table 2-1　直接法と間接法による相違点

	直接法	間接法
チェアタイム	長い	短い
治療期間(回数)	短い	長い
気泡の流入	入りやすい	入りにくい
強度	やや劣る	直接法より強い
精度	歯数が増えると落ちる	何歯でも変わらない
テクニカルエラー	術者のテクニックによる	起こりにくい
レイヤーテクニック	チェアタイムが長くなり困難	ラボで行うので容易
咬合調整	直接口腔内で	模型上である程度調整できる

プロビジョナルレストレーションの材料はアクリルレジンである．ゆえに作製にあたっては，このレジンの特性を十分に知る必要がある．最も重要な注意点は，モノマーとパウダーを十分に混和することである．これはレジンの物性を均一にし，また，レジンを細部まで均一に行き渡らすために重要である．

シリコーンパテの戻る位置を確認し，レジン塡入後にすみやかに圧接し，正確な位置に戻るようにしなければならない．この操作を安易に行うと，完成したプロビジョナルレストレーションは浮いた状態となり，咬合高径が高くなるばかりか，診断用ワックスアップとしても全く意味をなさないものとなる．

2-1　間接法によるプロビジョナルレストレーションの製作過程

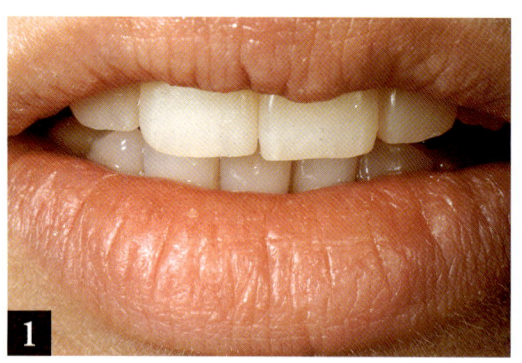
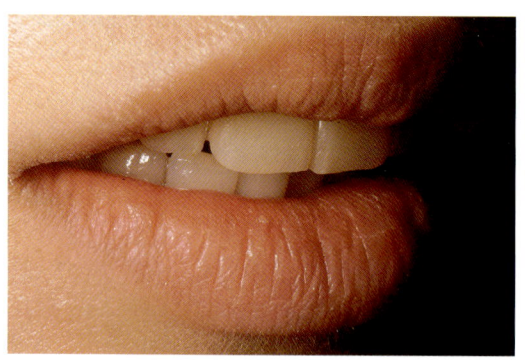
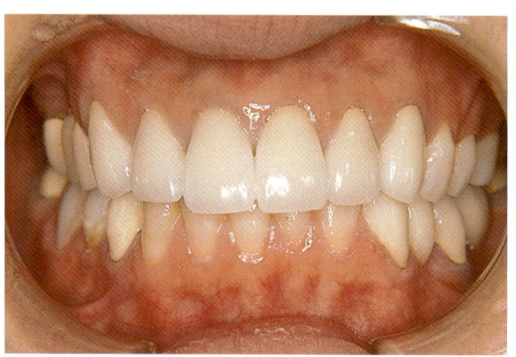

患者は33歳女性．約6年前に他院にて7̲±3̲にセラモメタルクラウンを装着した．しかし，以前より特に前歯部修復物の形態，特に突出感，色調に不満があることから，審美的改善を目的とした再修復治療を希望して来院した

［問題点］
① 1̲|1̲の正中が左側に流れている
② 歯軸が一定方向にない
③ 3̲±3̲の切端ラインが乱れている
④ 1̲|1̲切端が口唇のドライウエットラインより唇側に位置している

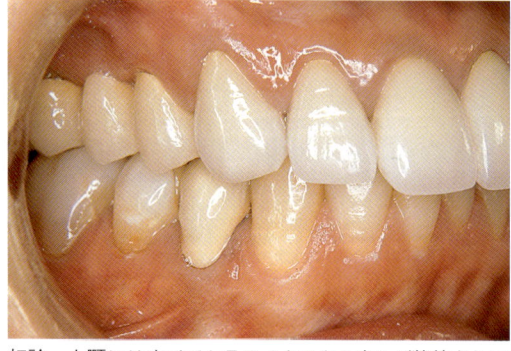
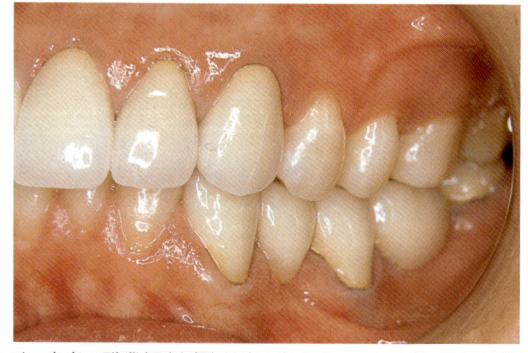

初診．上顎にはすべてセラモメタルクラウンが装着されているが，患者は職業柄（女優）前歯が気になって1日に数回は鏡を見ているという．このため注文もこまかく「突出感をなくしながらも1̲|1̲の存在感を出すために，大きめに色調も透明感のある白」が希望である

審美面では最終修復物作製の際と同様にシェードテイキングを行い，その情報を伝えなければならない．最近ではステインなどを用いることで，より審美性の高いものを作製できるようになった

完成後，口腔内に一定期間装着しておく必要があるが，力学的，生理学的，審美的再評価を繰り返し行い，随時調整を行う．

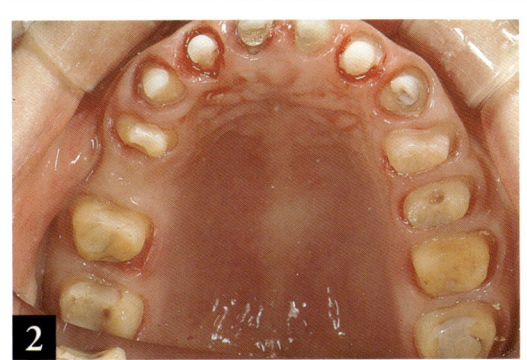
2 セラモメタルクラウンを除去しリファインしたところ．再治療の場合，理想的な支台歯形成は難しい

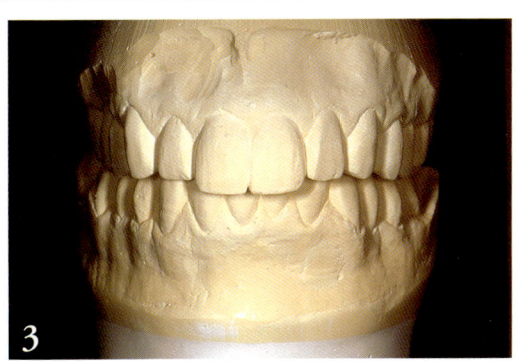
3 セラモメタルクラウン除去前に模型を半調節性咬合器に付着，模型上での診査，模型調整を行う

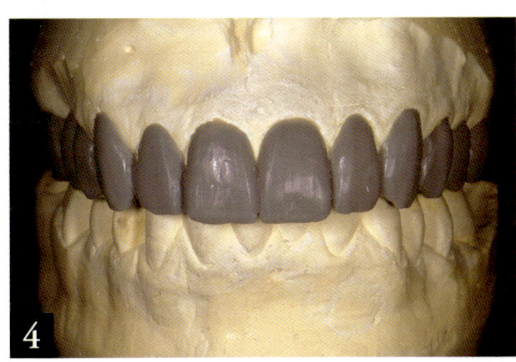

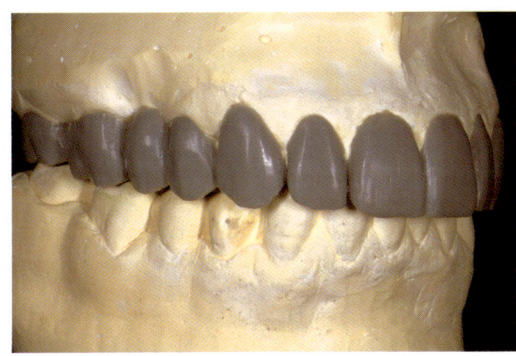 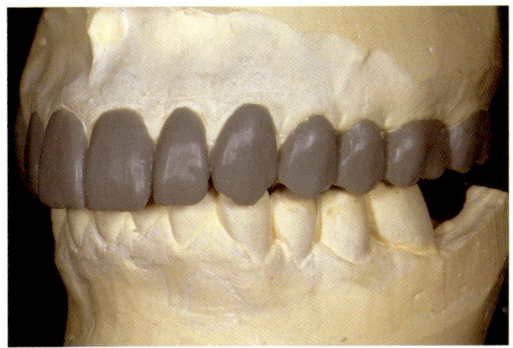
4 診査・診断に基づいたフルカントゥアのワックスアップ．ワックスアップは模型にワックスを盛るだけでなく削ることもある．ここではエステティックゾーンにおいて突出感を改善するために唇面を切削して形態を整えた

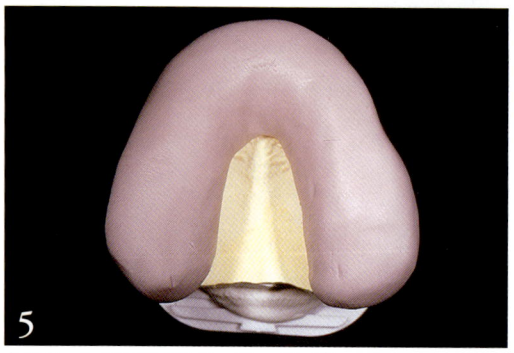
5 シリコーンパテによるオーバーインプレッション

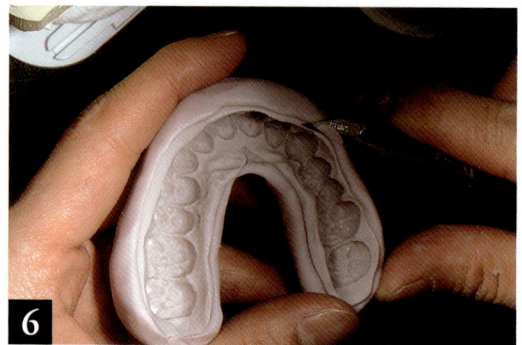
6 オーバーインプレッションのトリミング

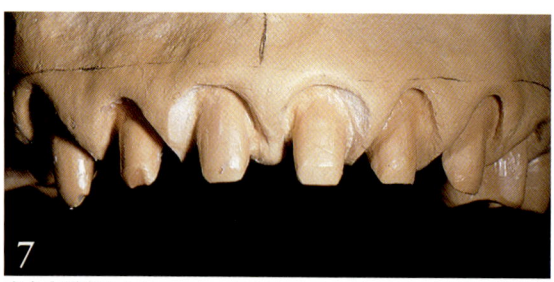
7 支台歯模型とシリコーンパテのトライアルにより，戻りの位置を模型上に印記する

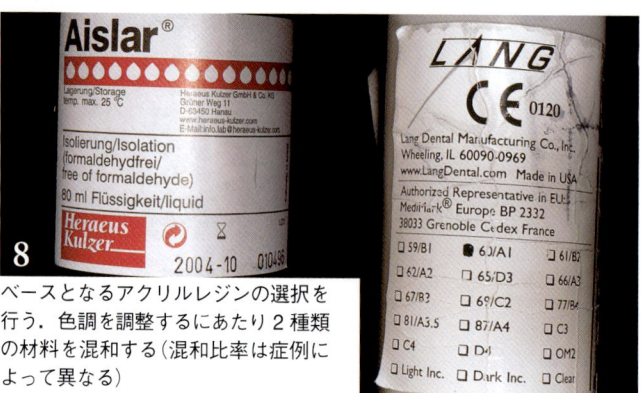
8 ベースとなるアクリルレジンの選択を行う．色調を調整するにあたり2種類の材料を混和する（混和比率は症例によって異なる）

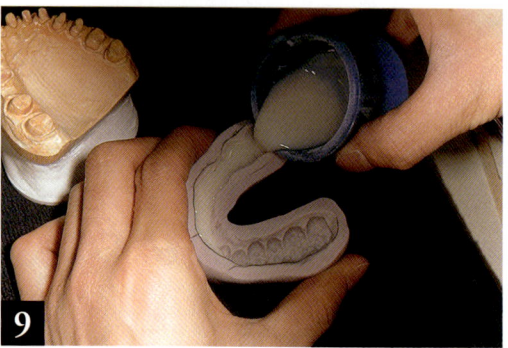
9 オーバーインプレッションのシリコーンパテに 8 で混和したレジンを流し込む

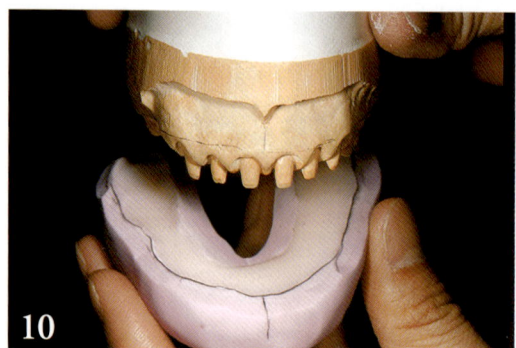
10 圧接する

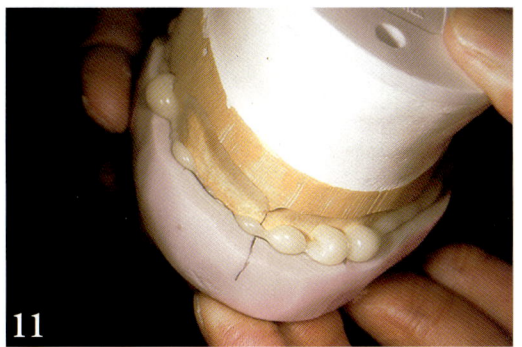
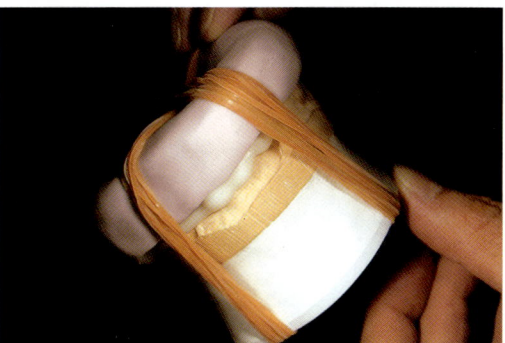

11 圧接後，浮かないよう **7** の位置に戻るようにしっかりとホールドし，輪ゴムで留める

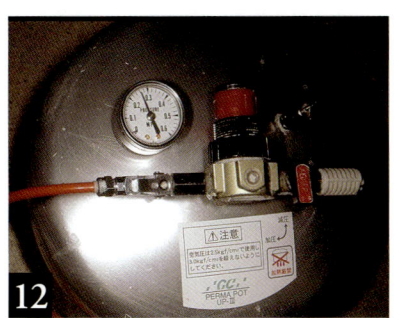

12 そのまま圧力釜へ入れる

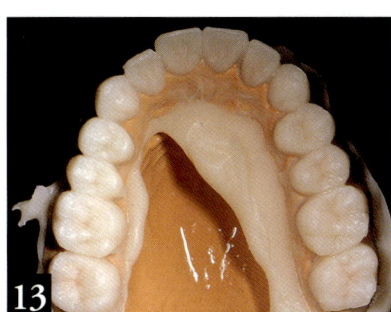

13 圧力釜から取り出し，シリコーンパテを除去したところ

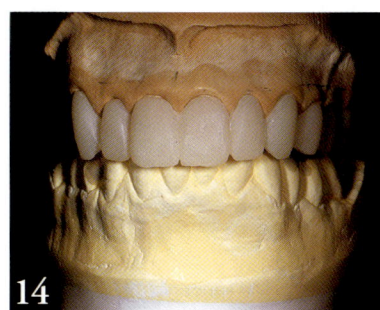

14 バリを除去し咬合器に戻す

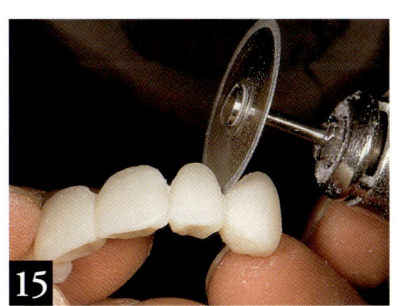

15 マージン部および内面の修正

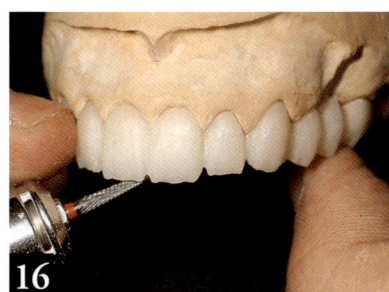

16 切端部の積層のためのカットバックを行う

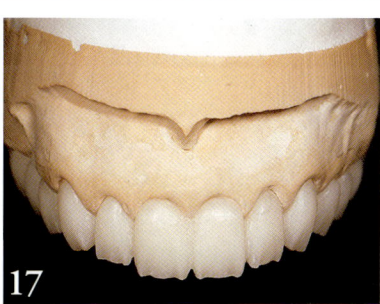

17 カットバック終了時

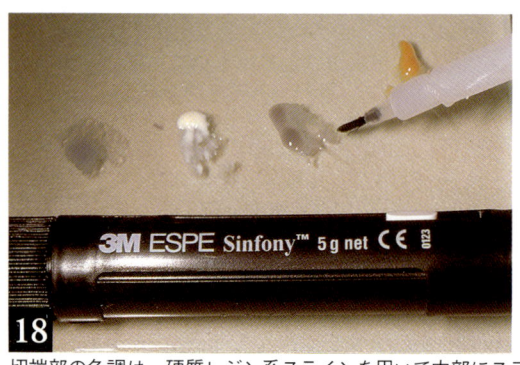
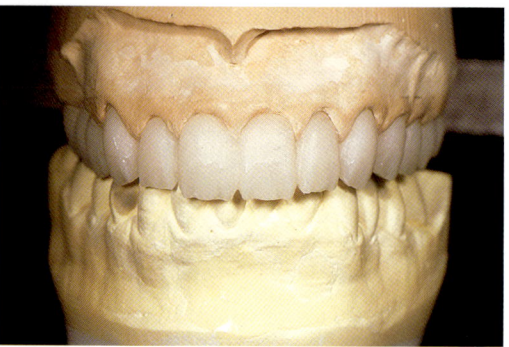

切端部の色調は，硬質レジン系ステインを用いて内部にステイニングしていく

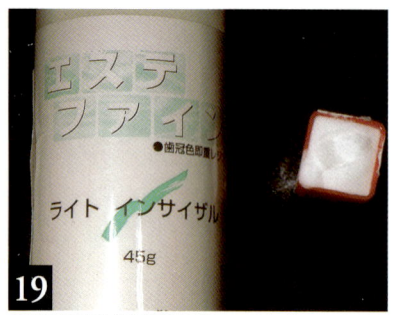
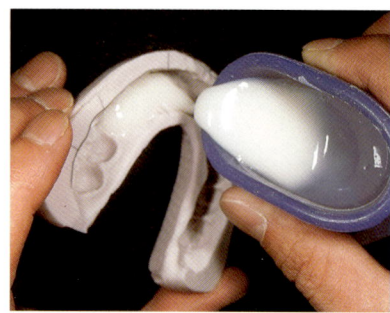
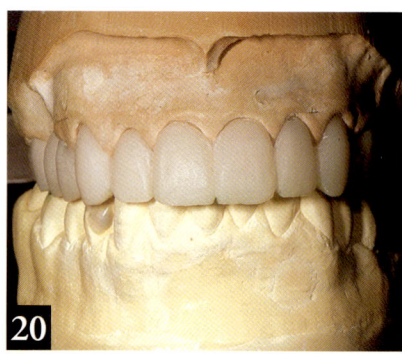

切端部専用（透明性の高いレジン）のアクリルレジンをさらにシリコーンパテに流し込み圧接する

模型上で形態修正と咬合調整，研磨し完成する

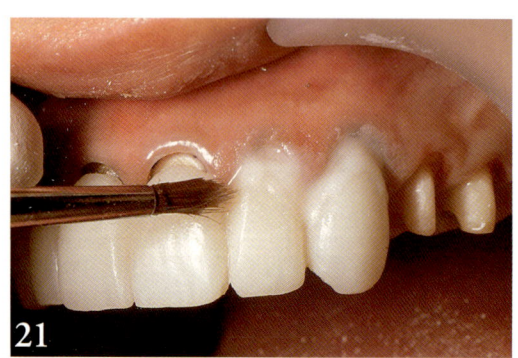
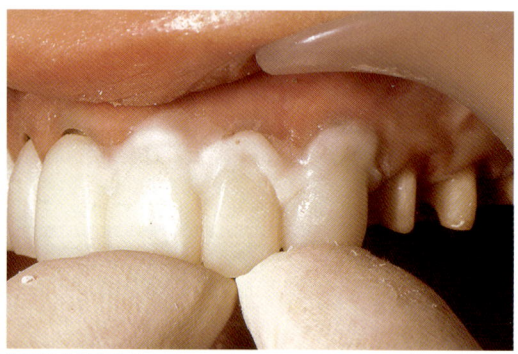

正確なマージンを再現するため，少量のレジンをマージン付近に盛り圧接する

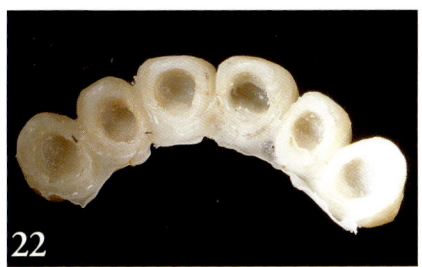

22 硬化後,修正する

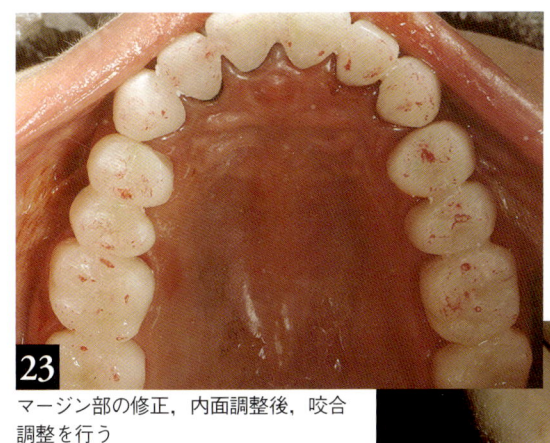

23 マージン部の修正,内面調整後,咬合調整を行う

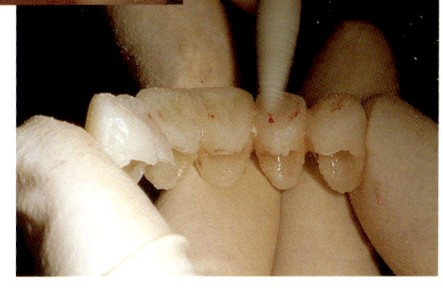

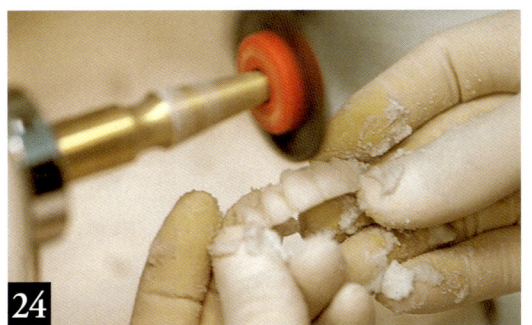

24 調整終了後,研磨,ポリッシングを行う

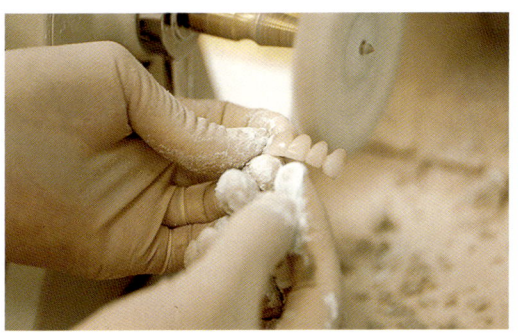

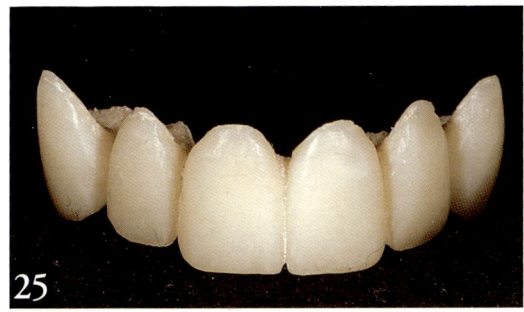

25 ポリッシング終了時

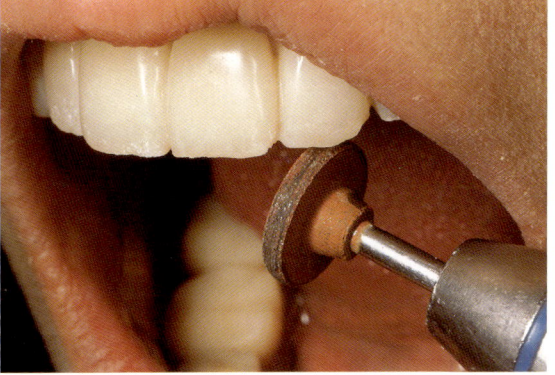

最終的な切端のレベルは口腔内に装着後確認し,必要に応じて微調整を行う

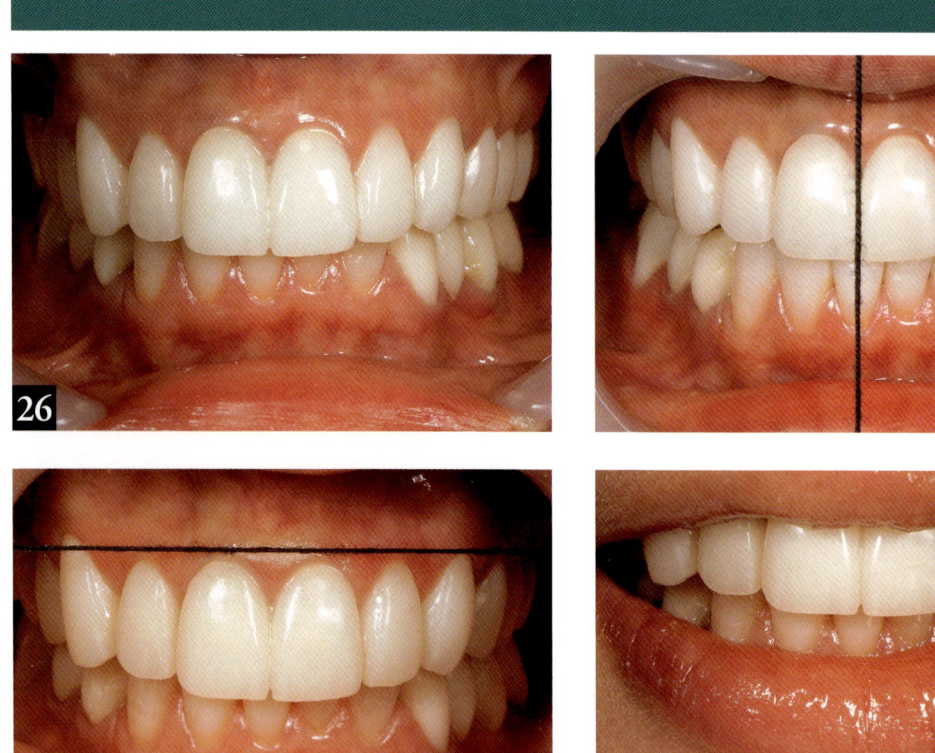
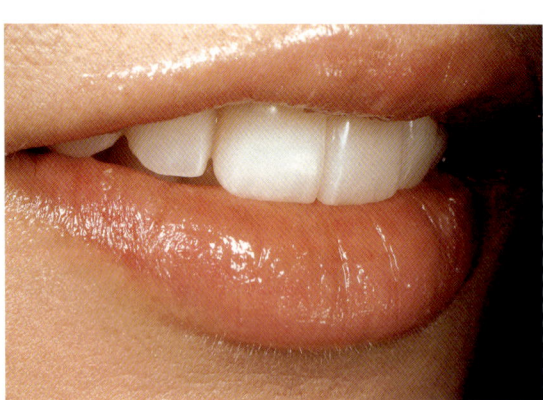

完成したプロビジョナルレストレーションを口腔内に装着した直後

3 直接法によるプロビジョナルレストレーションの製作
Fabrication of provisional restoration by direct technique

1 プロビジョナルレストレーション

　プロビジョナルレストレーションの製作の仕方は，一般的には直接法と間接法とに区分される（57ページ）．しかしながら，これはプロビジョナルレストレーションが口腔内に装着される，そのスタート時点が直接法か間接法で製作されるのかという違いで区分けをしているにすぎない．プロビジョナルレストレーションは装着され進化をとげ，その期間に必要な処置がなされ，またチェアサイド，ラボサイドで必要な形態修正が加えられ，その目的を達成するものである．したがって，初めの段階が直接法であるか間接法であるかということは，臨床的にはそれほど重要な意味をもつものではないことを理解しておくべきである．

　あえてこのような目的をふまえてプロビジョナルレストレーションの製作法を分類すれば，著者の臨床では，以下の四通りの方法があるということができる．

> ①診断用ワックスアップが不要な場合は，そのまま口腔内でプロビジョナルレストレーションを製作する．修正も口腔内で終了する（直接法）
> ②診断用ワックスアップを行った場合には，それをアクリルレジンなどで複製してプロビジョナルレストレーションとする．修正も口腔内で終了する（直接法）
> ③診断用ワックスアップを行っても行わなくとも，まず口腔内でプロビジョナルレストレーションを製作し，修正したあと，特に審美性や形態の細部の賦形が必要な部分を間接法で再度製作する．その後の修正は口腔内で行う（直接法＋間接法）
> ④診断用ワックスアップをもとにプロビジョナルレストレーションを間接法で製作し，これを口腔内で修正する（間接法）

　しかし，日常臨床において頻度が高い歯冠修復治療は単独冠であるため，筆者の場合は，①〜③の方法によるプロビジョナルレストレーションの製作，修正がほとんどである．ただし，③の直接法，間接法の併用は，歯冠修復用材料の取り扱いに慣れていない歯科医師では細部の賦形が難しく，時間を要するような症例を想定している．そして④の間接法は，3ユニットブリッジより規模が大きくなるような多数歯にわたる症例である．いずれにしても，実際的には，プロビジョナルレストレーションに使用されるプロビジョナルレジンの使用に習熟しているか否かが，直接法，間接法の使い分けの分岐点になる．

2 直接法によるプロビジョナルレストレーション製作上の要点

　診断用ワックスアップを行っているのであれば，それを複製することで，プロビジョナルレストレーションの概形を得ることができる．診断用ワックスアップを行っていない場合は，操作を行う前に，現状をシリコーンパテにて採得しておく．これは，とりわけ，適正なブリッジの支台歯として健全歯を削合しなければならない場合，あるいは歯冠の外形が保たれている場合などでは有効である．ただし，形態が不適正な歯冠修復物が装着されていた場合には，それはプロビジョナルレストレーション賦形の基準とはならず，チェアサイドで適正な外形を付与しなければならない．

　プロビジョナルレストレーションの目的のなかで，最も重要となる形態付与の際の要点を以下に記す．その際には，咬合面と軸面に対する要点を確実に認識しておかなければならない．口腔内での修正として，咬合面と軸面については必ず行うのであるから．

1）咬合面の付与

　咬合面において重要なことは，しっかりとしたセントリックサポートを確保することである．これには材料が大きく関係する．一般的に使用されているアクリルレジンでは咬耗が大きいため，著者はコンポジットレジンに置き換えている．これにより，6カ月程度であれば，サポートの変化を気にしなくともすむ．なぜなら，イニシャルプレパレーションとして歯周治療，歯内療法，接着性レジンコアの装着などを行い，再評価を行うと，6カ月くらいの期間を要するからである．これは軟らかなアクリルレジンを使用した場合，装着したプロビジョナルレストレーションが低位咬合を起こし，周囲筋に過緊張をもたらすに十分な期間となる．それにより新たな問題が引き起こされる可能性がある．セントリックサポートが確保できたら側方のガイドを口腔内で調整しておく．咬頭干渉を取り除きながら，なるべく点接触，かつ小さな点に修正していく．そして，球面と溝を付与する．球面と溝を付与すると，必然的に点接触となる．

　最終的には，側方成分を取り除いて，歯軸方向にベクトルが向いていることがイメージできるところまで修正する．もし顎機能に不安があり，サポートの確保を確実に行いたいのであれば，間接法に移行することも考慮する．間接法であれば，調節性の優れた咬合器，さらには物性に優れた材料を使用，細かな調整も行うことが可能である．

2）軸面の付与（特に歯肉縁下の形態）

　歯肉縁下のクラウンカントゥア（サブジンジバルカントゥア）を最終的な歯冠修復物に付与しようとしたら，プロビジョナルレストレーションの段階で歯周組織の反応をきちんと評価し，炎症を取り除くことはもちろん，前歯部では審美性の観点から辺縁歯肉の形態を正常に維持できるサブジンジバルカントゥアか否かの評価を行っておかなければならない．

　そのために重要なことは，プロビジョナルレストレーションの製作に先立ち，フィニッシュラインの位置を縁上にとどめておくことである．再修

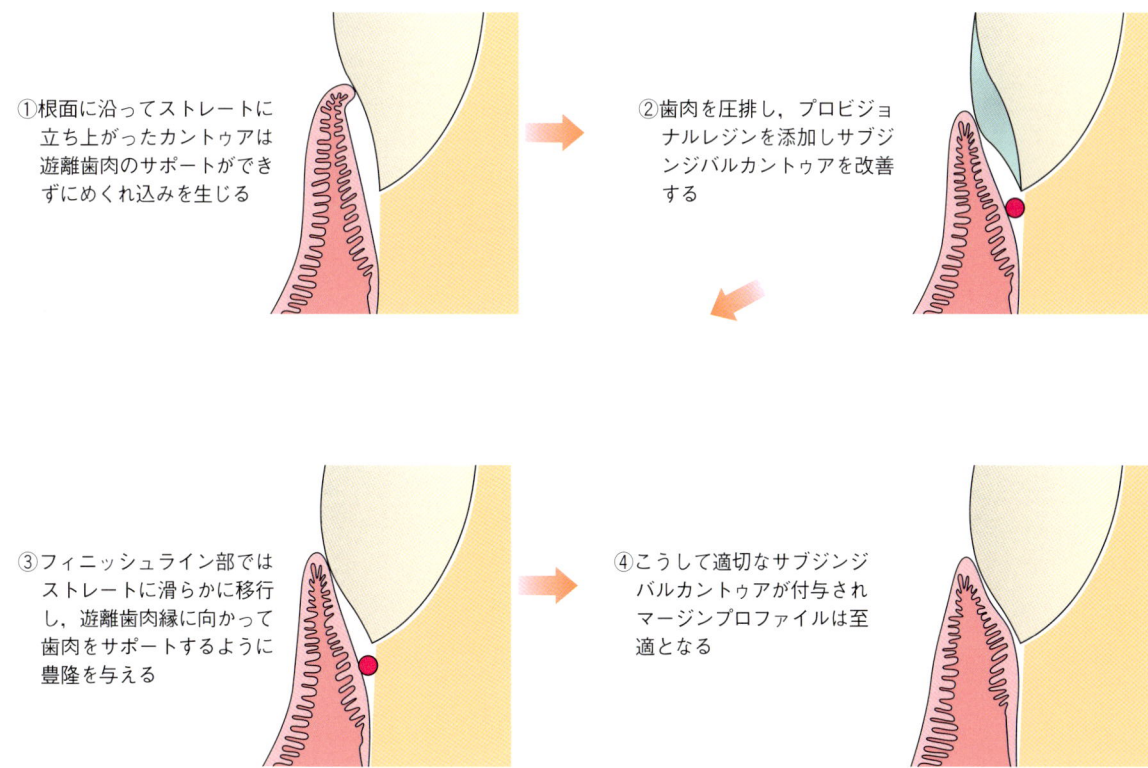

3-1 上顎中切歯におけるサブジンジバルカントゥアの与え方

復治療ですでにフィニッシュラインが歯肉縁下に設定してある場合には，その位置を改変しない．可及的に，歯肉縁下の歯根表面が汚れないような構造を確保することが，歯周組織の改善，保全を行ううえで重要なのである．適切な歯周環境が確保された時点でマージンを適切な位置に設定すべきである．

サブジンジバルカントゥアは，3-1 に示すように辺縁歯肉の形態を維持，改善し，結果として歯肉の退縮による術後に発生する審美障害からの再処置などを防止する．もちろん，歯肉のバイオタイプ（thin-scalloped, thick-flat）に適したサブジンジバルカントゥアを付与することは歯肉の健康を維持するうえでも必須のことである．このためには，マージン部の修正を行うことができるマージンリペア用のレジンが必要になる．

サブジンジバルカントゥアとは直接関係ないが，歯肉縁下における形態的な要素として，その時点でのフィニッシュラインとプロビジョナルレストレーションのマージンとの適合も重要である．できれば，ジャストフィットが望ましいが，あえていえば，わずかであればショートマージンは許容できる．しかし，オーバーマージンは禁忌である．

3 直接法によるプロビジョナルレストレーション製作のための器材

直接法でプロビジョナルレストレーションを製作する場合には，チェア

サイドにおいて処置が完了するという点で，間接法に比して，おのずと制約がある．しかし，そのなかで，可及的にプロビジョナルレストレーションの目的を高度に達成することを考慮しなければならない．また，間接法でプロビジョナルレストレーションを製作する場合も，口腔内で修正する場合は直接法と同様なことがいえるわけで，ここで述べる内容は間接法にも応用されるべきものである．いずれのプロビジョナルレストレーションも形態を修正し最終修復物に近づいていく．いわばプロビジョナルレストレーションは口腔内修正で「進化」をとげるのである．

1）レジン

概形を製作する際に使用するレジンは，一般的には粉・液を混和して使用する即時重合タイプのアクリルレジンが使用されているが，最近では，オートミックスタイプのレジンが登場してきており，こちらを使用するほうが望ましい．オートミックスタイプのレジンは，粒度が細かく，無機質フィラーも含まれるために硬さに優れ，また，気泡の混入がなく，重合収縮も小さいことから，物性は一層改善されている．色調も数種類そろっているので，特に審美性が求められる症例でも，後述する表面着色用レジンキットなどを用いることで，ほとんどの症例に対応することができる．

前述した重要な部位であるサブジンジバルカントゥアやマージン部の修正にはプロビジョナルレジンを使用する．

2）形態修正用・研磨用器具

オートミックスタイプのアクリルレジンは物性が向上したために，これまでのアクリルレジンと同じような形態修正時の器具を用いても十分に修正できない場合がある．硬いためにこれまで使用してきた紙ディスクが使用できないために，隣接面の修正にはダイヤモンドディスクなどを用いる．咬合面，唇舌側面は，カーボランダムポイント，チタンコーティングのカーバイドバー（クロスカット）を使用している．

研磨はシリコーンポイント，レーズを使用する．

3）表面着色材

近年，患者の審美的要求が高まったことから，チェアサイドで修復歯の色調のキャラクタライズを行う必要性が増してきた．特に前歯部の場合には，審美的な要素を具備したプロビジョナルレストレーションを製作しなければならない症例が増えている．このような症例では，Master-PaletteやGlour Plusのような表面着色用レジンキットを用いる．これは色調の再現性に優れることはもちろんであるが，フロアブルタイプのレジンのために，唇面や隅角の丸みを付与することが比較的容易である（バー類の切削器具ではどうしてもシャープになってしまう）．

4）その他

直接法，間接法にかぎらず，装着されたプロビジョナルレストレーショ

ンを取り外す作業には，それが壊れないように気を遣う．著者は，プラスチック製のプロビジョナルレストレーションを的確に取り外すことができるような撤去器具の開発が必要であると考えている．これは，オールセラミックスレストレーションにも応用することができる．また，同時に，取り外したいときに容易に外すことができ，しかも，維持力に優れる仮着材の開発も必要であると考えている．

現実には，従来の金属製のクラウンリムーバーを用いているが，この操作は，いつも非常に気を遣う．

4 直接法によるプロビジョナルレストレーションの製作・修正過程

前項までの直接法によるプロビジョナルレストレーションの製作上の要点に基づき製作・修正した例を，3-2 に図説する．

3-2 直接法によるプロビジョナルレストレーションの製作ステップ

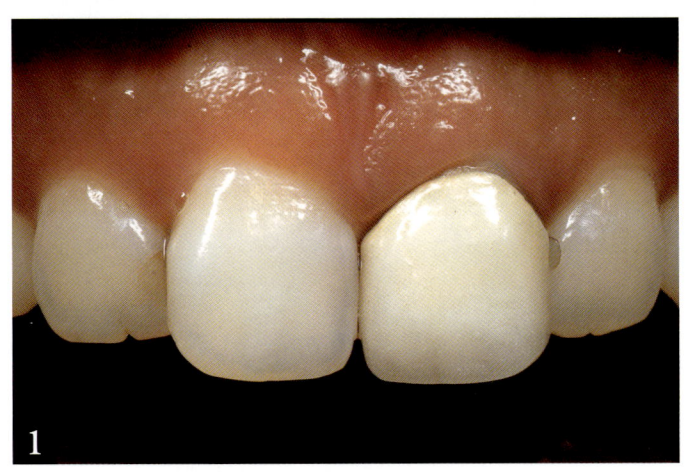

1. 初診時の状態（2003年8月）．17歳のとき（1991年2月）に⌞1 にセラモメタルクラウンを装着した．いま改めて12年前の診断をすると，thin-scalloped タイプの歯肉，ハイクレストであり術後の歯肉退縮のおそれがあった．当時も，経験的に歯肉退縮の危険性は指摘はしていたが，現在のように確定的な診断を行うまでには至っていない．ただし，⌞1 歯肉縁の位置は天然歯である反対側 1⌟ の歯肉縁の位置と相似形を呈している．これは，いうなれば加齢変化の範疇ということができよう

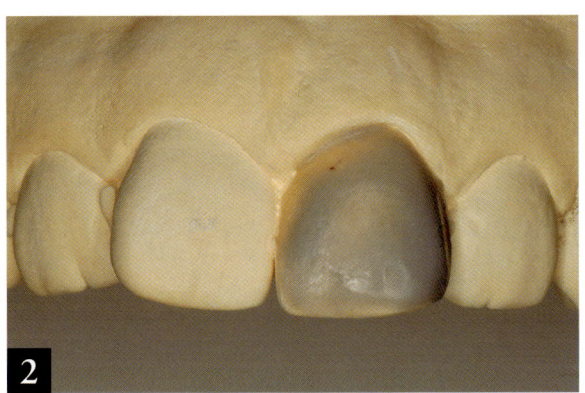

dentogingival complex に関係する要素を計測し，診断用ワックスアップを終了した段階（著者による）．特に形態的に考慮した部分は遠心部のハリである

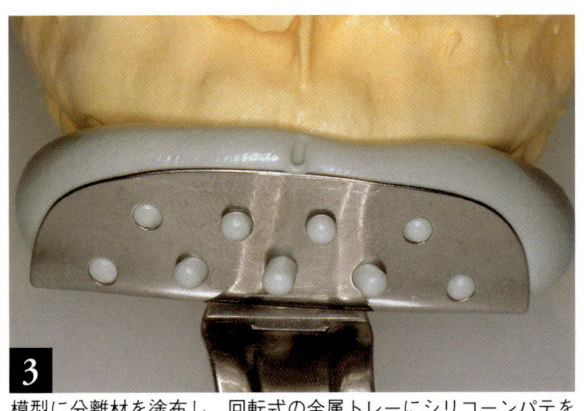

模型に分離材を塗布し，回転式の金属トレーにシリコーンパテを填入して診断用ワックスアップを複製する

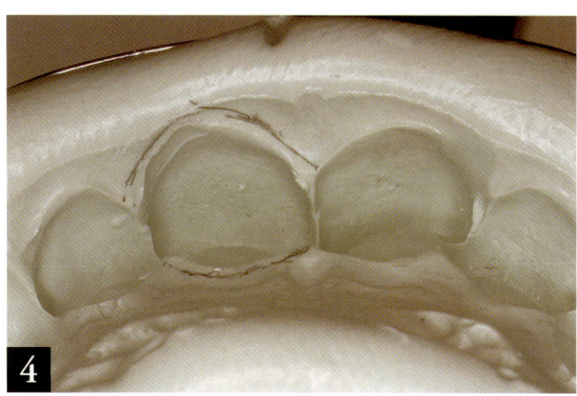

4 シリコーンパテに複製された診断用ワックスアップのマージンより1mm離した部位にラインを記入する．マージンからこのラインまでは削除する

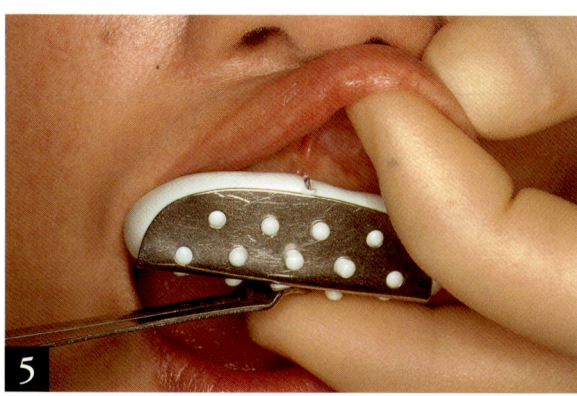

5 口腔内にシリコーンパテを試適する．抵抗のないトレーの着脱方向と患者に対する術者の方向を確認する

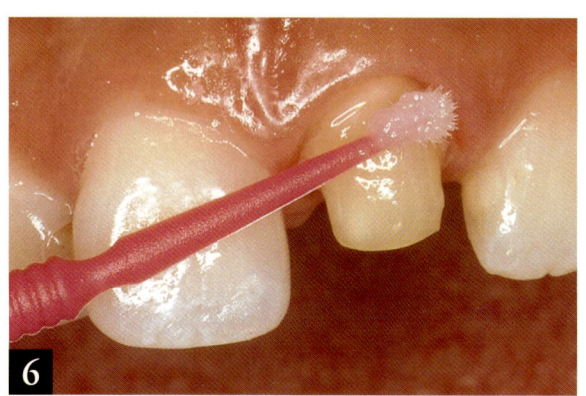

6 修復歯に分離剤としてマクロゴール軟膏を薄く塗布する

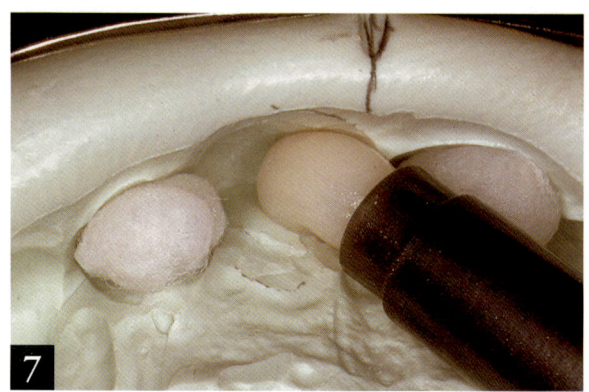

7 レジンがはみ出さないように湿らせた綿球を隣在歯に塡入し，オートミックスタイプのアクリルレジンをシリコーンパテに塡入する．アクリルレジンより早めに重合が開始するので，スムーズに口腔内に圧接する

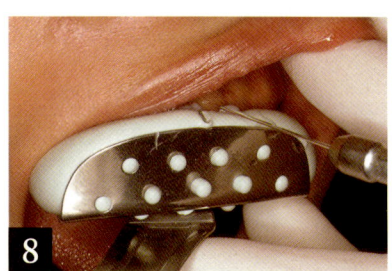

8 レジンを圧接したら30秒くらいそのままに固定し，その後60秒間修復歯との間を注水しながら抜き差しする．この注水は，アクリルレジンの場合，重合による発熱からの歯髄の防御，未重合モノマーの洗浄による重合の促進，分離材としての機能を有する

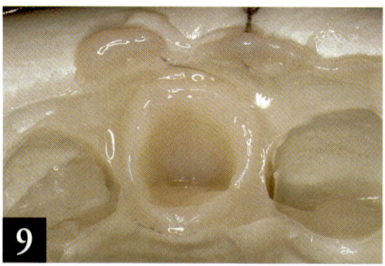

9 シリコーンパテを撤去した状態

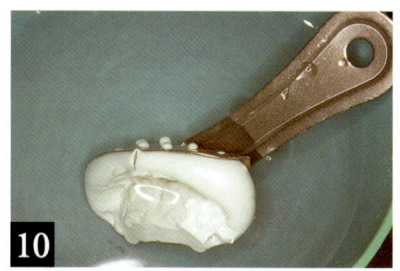

10 圧接されたレジンを除去する前に，撤去したシリコーンパテを水と温湯に交互に漬け，未重合モノマーを洗い流す．アクリルレジンの場合は加温により重合を促す

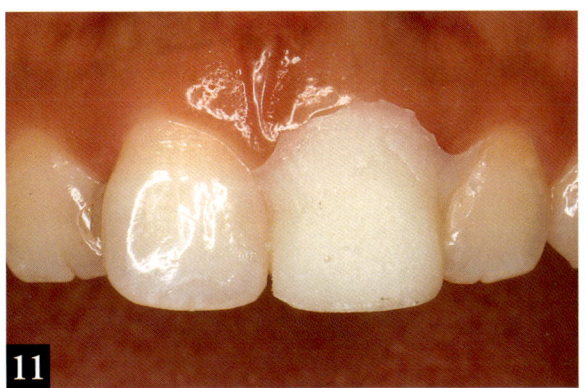

11 レジンをシリコーンパテより取り出し、プロビジョナルの表層を1層取り除いて修復歯に試適する。オートミックスのアクリルレジンでは重合収縮は少ないが、それでも部分的に当たりがあるため内面を修正する。特に生活歯の場合は、歯髄刺激を避けるうえでも、未重合層を除去するという意味でも内面をごく薄く1層除去することは重要である

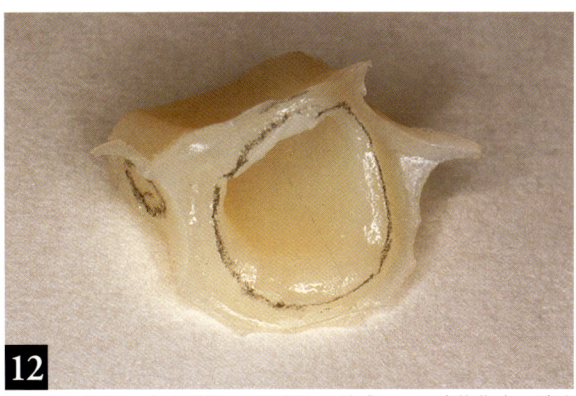

12 マージン付近、内面に修正用レジンを築盛し、再度修復歯に試適する。そしてマージンと隣接面コンタクトエリアを印記し、それらを残すように形態修正を行う

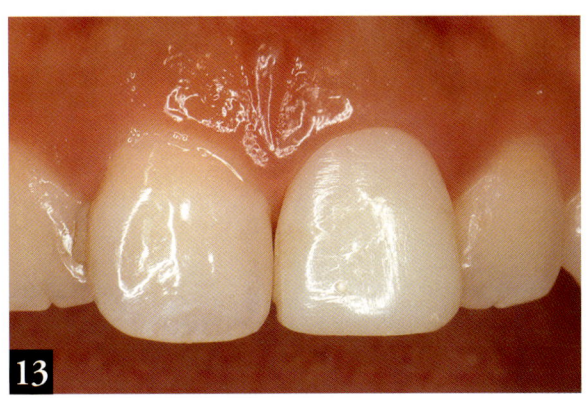

13 研磨をして試適する。この症例では、診断用ワックスアップの形態をよく反映している。色調はA2である

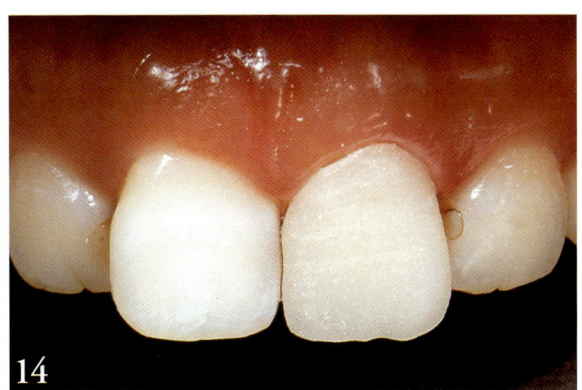

14 表面のキャラクタライズを行うために唇面を1層削除する

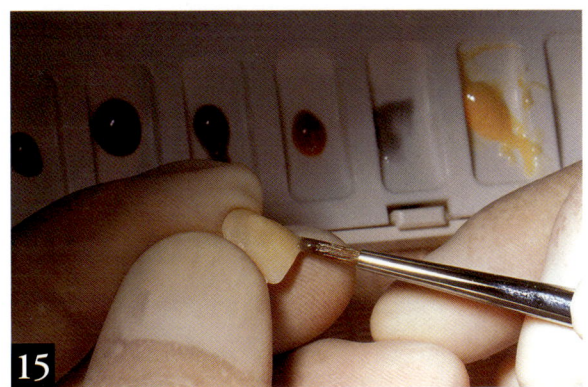

15 キャラクタライズ用のフロアブルレジンマスターパレットを用いて、まず口腔外で築盛する。この症例では白濁、切端のブルー色を着色し、全体に均一な色調を改善する

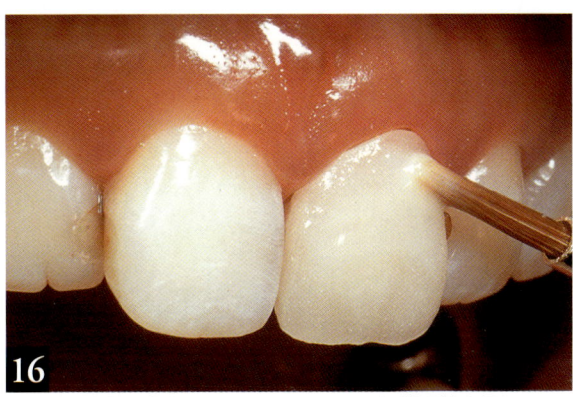

16 さらに口腔内に試適をしてキャラクタライズの微調整を行う。フロアブルレジンであるため唇面、隅角部の丸みを付与しやすい

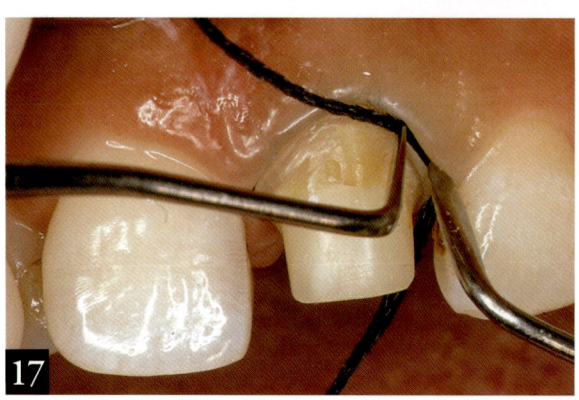

17 サブジンジバルカントゥアの修正を行う．プリコードを巻いて遊離歯肉を外側，根尖側に押し下げるが，thin-scalloped タイプの歯肉であるため，慎重に極細の圧排コードを使用する

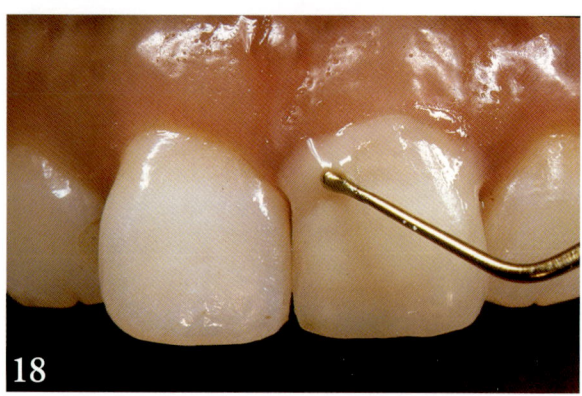

18 フロアブルレジンを築盛してマージンを調整する

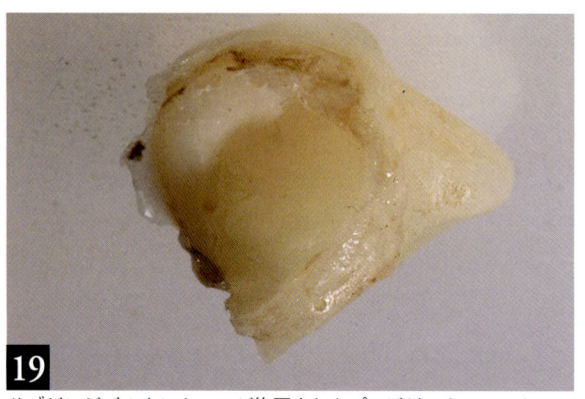

19 サブジンジバルカントゥアが修正されたプロビジョナルレストレーションの側面観

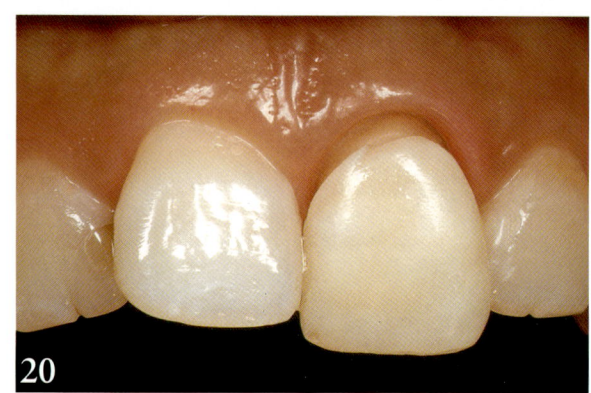

20 修正したプロビジョナルレストレーションを装着し，次回来院時に再評価する．写真は，プロビジョナルレストレーションと内縁上皮との関係が良好であることを示す

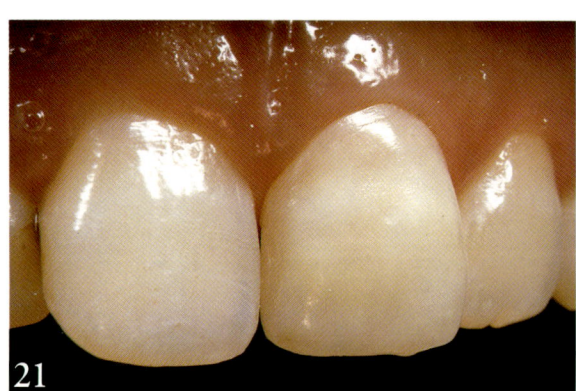

21 再評価を行い修正されたプロビジョナルレストレーションを装着した状態（前の写真 20 の装着）

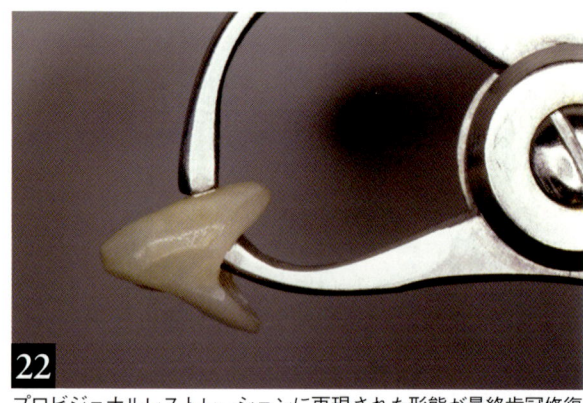

22 プロビジョナルレストレーションに再現された形態が最終歯冠修復物の製作を可能とするものであるかどうか計測する

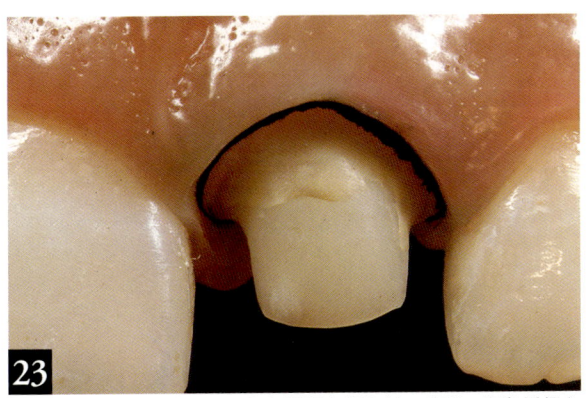

23 最終支台歯形成が終了し，印象採得を行う前の状態．印象採得も容易である

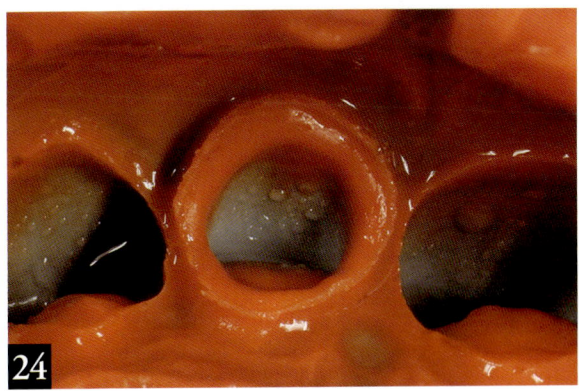

24 採得された印象

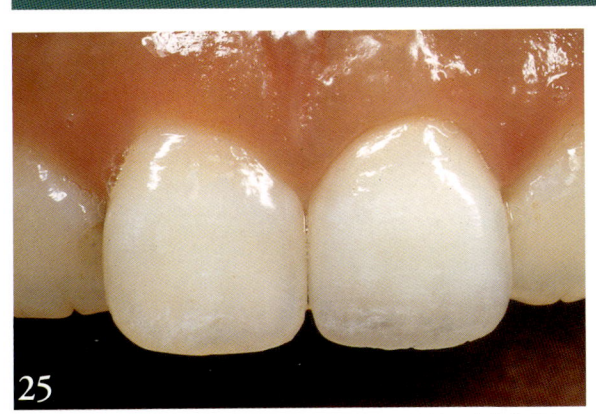

25 |1 にオールセラミックスクラウンを装着した状態．審美修復というまでもなく，審美的な要素は歯冠修復処置を行ううえで必須である

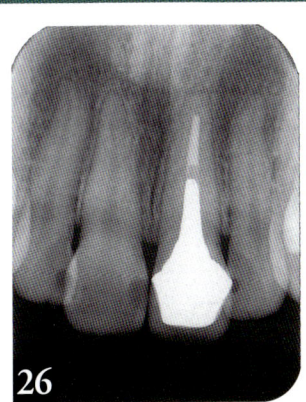

26 術前のX線写真

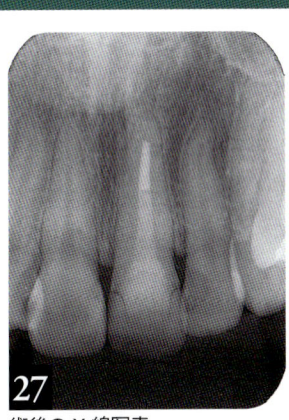

27 術後のX線写真

プロビジョナルレストレーション

3

クロスマウントプロシージャ

Cross mounting procedure

1 プロビジョナルレストレーションと最終歯冠修復物とのインターフェイス
Interface between provisional restoration and final crown restoration

1 クロスマウントプロシージャとは

　プロビジョナルレストレーションは，診断用ワックスアップをもとに賦形されたスタートの段階からさまざまな要素に関する評価を下し，さらには，処置のガイドとなりながら修正を加えられ，顎口腔系の機能的な安定，審美的要素の確認ができた段階で，その目的を終了する．しかし，実際には，最終的な歯冠修復物の形態や色調にその要素が再現されてこそ，プロビジョナルレストレーションの目的が達成されたといえるのである．

　ここで解説するクロスマウントプロシージャこそ，臨床的にはそのための唯一の方法であり，クロスマウントを行わずに最終的な歯冠修復物を作製したとすれば，プロビジョナルレストレーションのステージを臨床に活かしたとは言い難い．

　クロスマウントは，プロビジョナルレストレーションで調整され確立された，色調に関する情報以外のすべての情報を咬合器にそのまま再現し，その状態のもとで最終的な歯冠修復物の形態を付与する咬合採得法である．当然，中心咬合位だけではなく，すべての偏心運動を再現することが望ましいため，この方法において用いられる咬合器には，ある程度以上の調節性が要求される．

　クロスマウントの操作は，以下の手順で行う（1-1）．

❶ プロビジョナルレストレーションが装着された歯列をオーバーインプレションする
❷ 歯列模型を中心咬合位にて咬合器に装着する
❸ 咬合器に装着された模型で偏心運動を行いカスタムインサイザルテーブルを作製する
❹ 最終的な支台歯形成が終了したら支台歯を含む歯列模型の印象を採得する
❺ 支台歯を含む歯列模型の対顎を，プロビジョナルレストレーションをオーバーインプレションした歯列模型と組み合わせて咬合器に装着する
❻ 調節された咬合器上で歯冠修復物のワックスアップを行う（対顎も歯冠修復処置が必要な場合は，歯列模型を入れ替えて同様に行う）
❼ ワックスアップの完成

　このようにクロスマウントは，基本的には機能的な要素を確実に最終的な歯冠修復物のワックスアップに取り込むことがその主たる目的ともいえ

るため,もし機能的な要素にほとんど関与しない歯冠修復処置,歯冠修復物を作製する場合であるならば,あえてこのようなクロスマウントを行う必要はない.

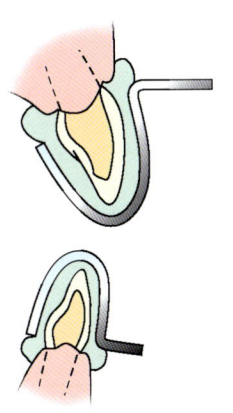

❶ オーバーインプレション

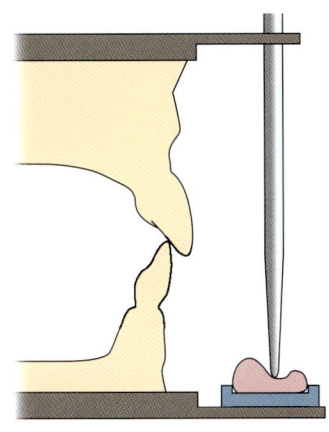

❷❸ カスタムインサイザルテーブル作製

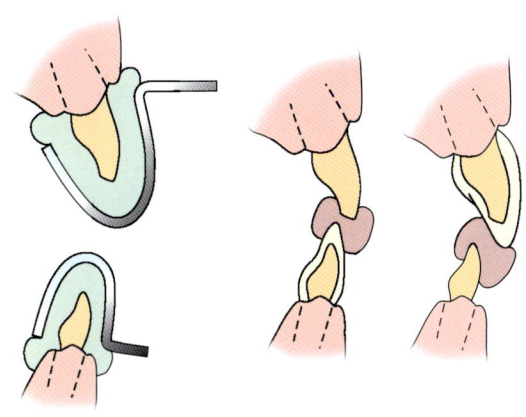

❹ 支台歯印象,咬合採得

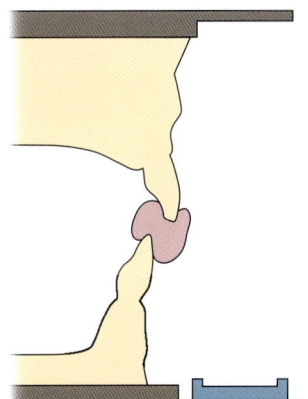

❺ 支台歯模型,プロビジョナルレストレーション模型

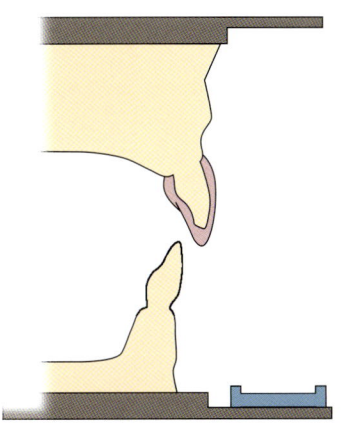

❻ ワックスアップ

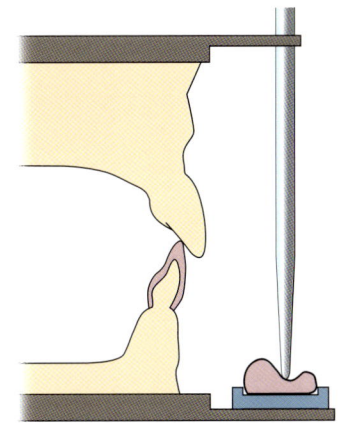

❼ 上下入れ替えワックスアップ

1-1 クロスマウントの操作

2 クロスマウントの実際

　ここでは，症例を通してクロスマウントの方法を解説するが，本法は咬合器の調節操作が中心であるかのような印象を与えるものの，その前提となる診断用ワックスアップとプロビジョナルレストレーションのプロセスなくして，このための情報を獲得することはできない．プロビジョナルレストレーションの必要があるにもかかわらず単に暫間修復物，テンポラリークラウンを装着したというものであっては，クロスマウントの操作過程は同様にみえても，全く異なるものである．

症例と治療の概要

　本症例の患者は多数歯にわたる齲蝕と審美障害を主訴に来院された．保存不可能な歯の抜歯，根管治療，齲蝕の処置，インプラント埋入手術などの全顎にわたる治療を行っている（下顎前歯部以外は歯冠修復となる咬合再構成のケース）．この治療のなかでは，スプリントにより求められ，さらにプロビジョナルレストレーションによって煮詰められた顎位を治療咬合としたため，その顎位と咬合状態を歯冠修復物に再現させる必要があった．そのためのクロスマウントを行った．

❶ オーバーインプレッション

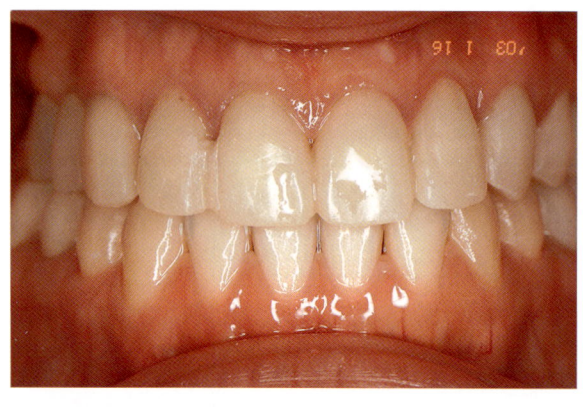

❶-1　プロビジョナルレストレーションが装着された口腔内所見．このプロビジョナルレストレーションには患者固有の機能，そして形態を主体とする審美，生理的に許容される習癖すべてが包含されている必要がある

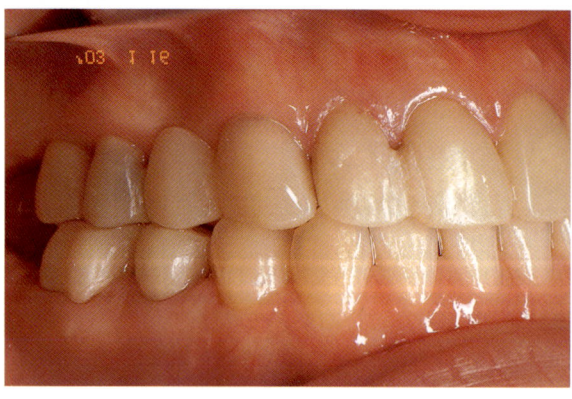 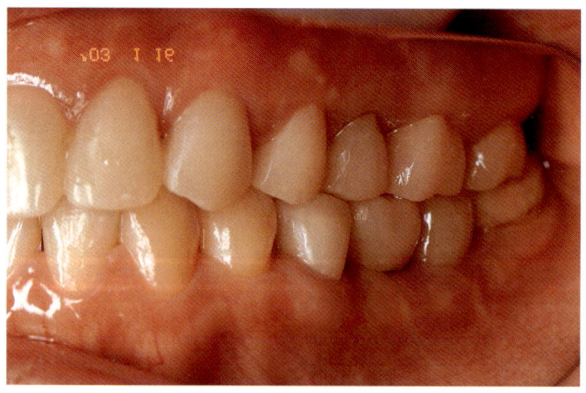

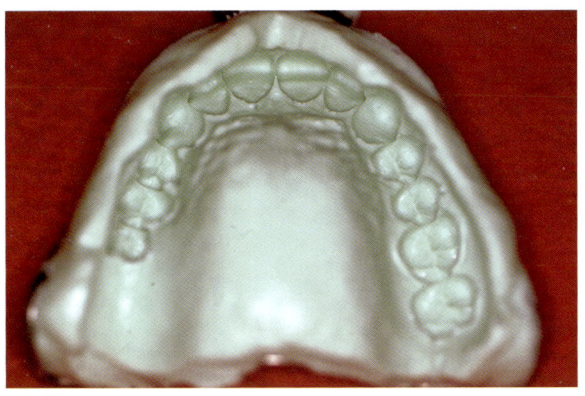 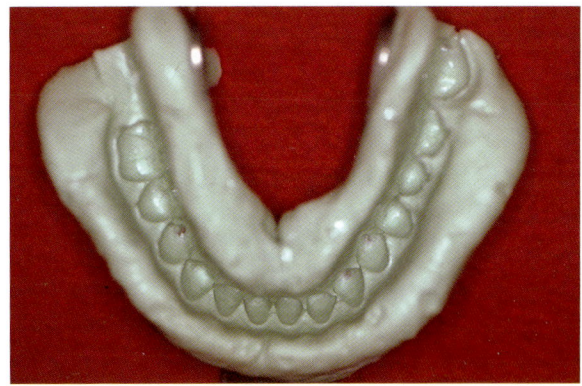

❶-2 クロスマウントを行うための上下顎プロビジョナルレストレーションのオーバーインプレッション

❷ 咬合器装着

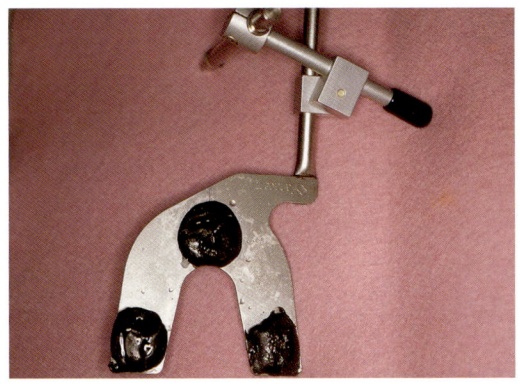 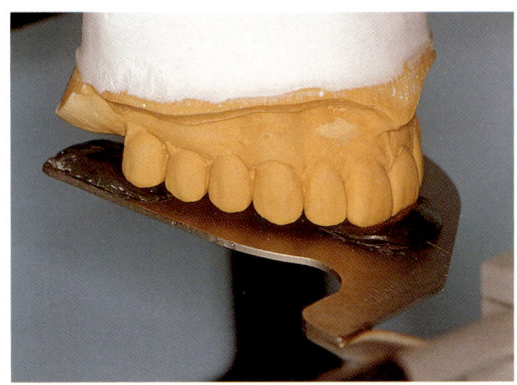

❷-1 フェイスボウトランスファーにより上顎模型を咬合器に装着

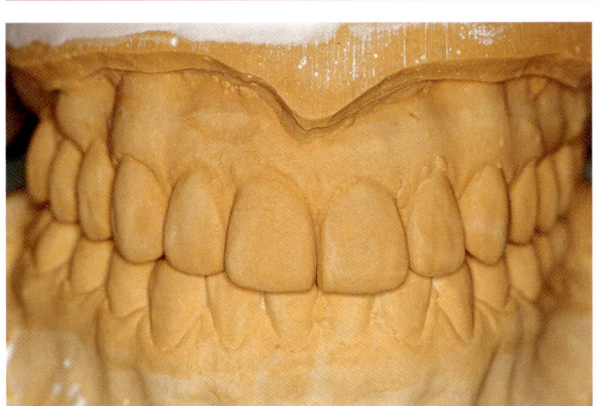

❷-2 下顎模型はプロビジョナルレストレーションを装着された状態で採得されたマッシュバイトにより咬合器に装着する

❸ カスタムインサイザルテーブルの製作

患者固有のアンテリアガイダンスを咬合器に再現するためにカスタムインサイザルテーブルを製作する

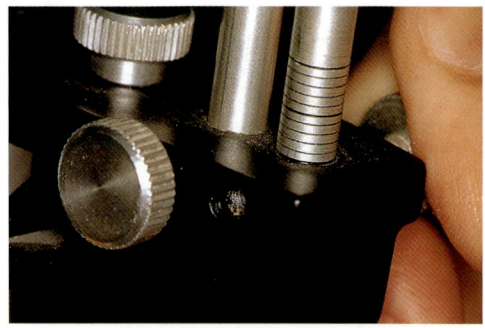
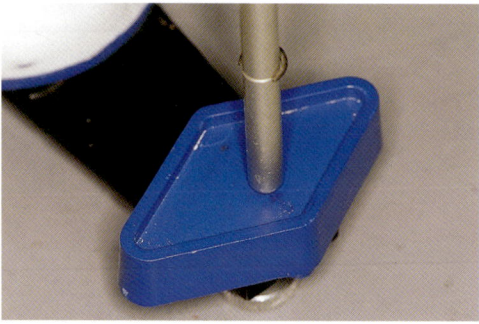

❸-1 インサイザルテーブルの厚みを確保するために咬合器のインサイザルピンを2目盛りほど上げる

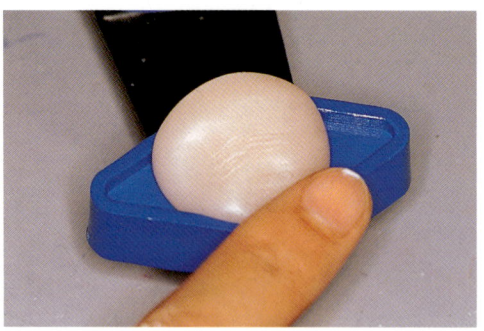
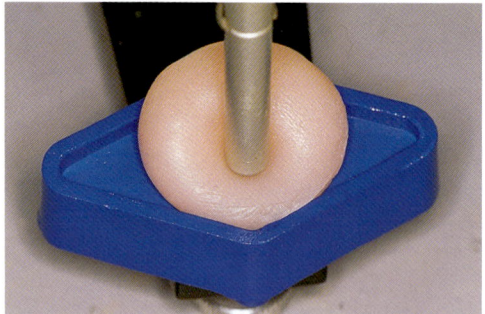

❸-2 適当な量のオストロンをテーブル上に載せピンを降ろす

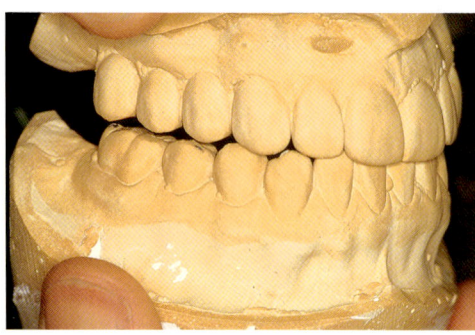
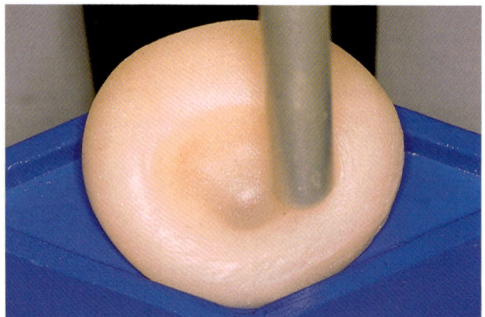

❸-3 右側方運動を行い，その軌跡をオストロンに付与する

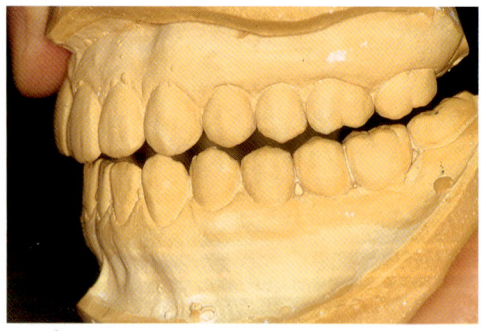
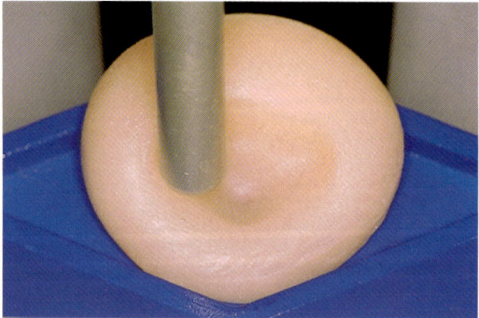

❸-4 左側方運動に関しても同様に行う

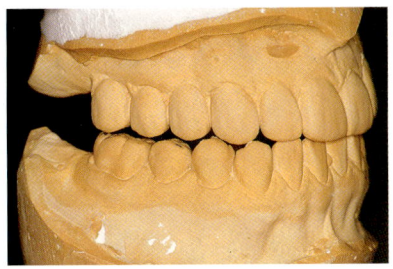

❸-5 前方運動に関しても同様に行う

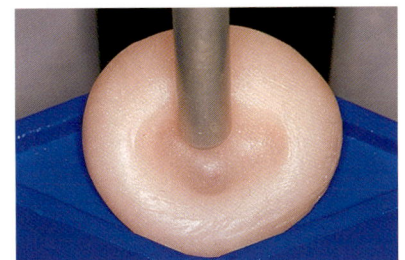

❸-6 概形が完成したオストロンによるインサイザルテーブル

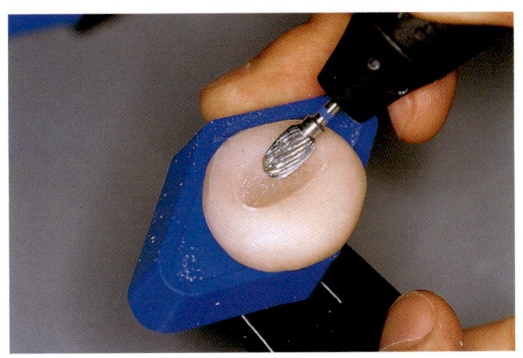

❸-7 オストロンにより概形が完成したインサイザルテーブルの表層を削合してパターンレジンを積層するスペースを付与する

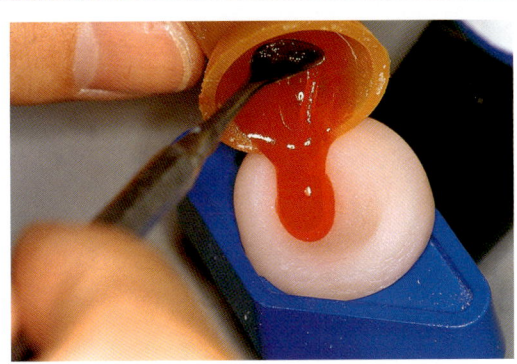

❸-8 インサイザルテーブルの精度を向上させるために重合収縮量の少ない材料としてパターン用レジンを流し込む

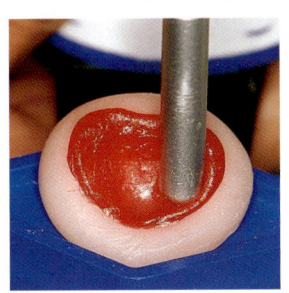
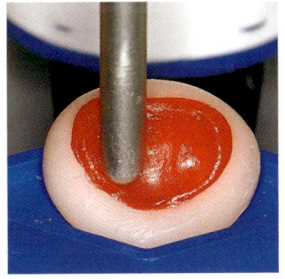
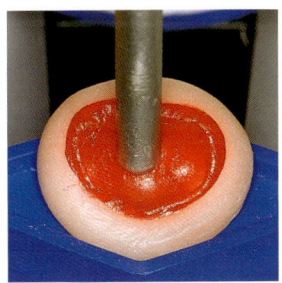

❸-9 先ほどと同様に左右側方運動，前方運動を行う

❸-10 パターン用レジンにより形づくられたカスタムインサイザルテーブル

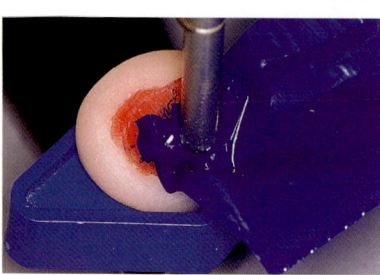
❸-11 咬合紙（約8μm）にて適正な接触状態かどうか確認する

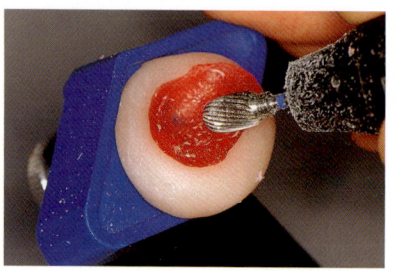
❸-12 限界運動がスムーズに再現できるように削合調整する

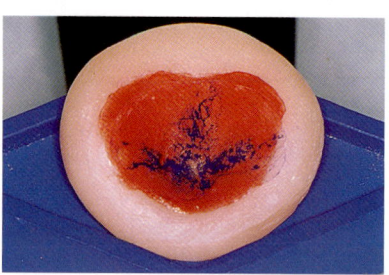
❸-13 左右側方運動と前方運動をマークした状態

❹ 咬合採得

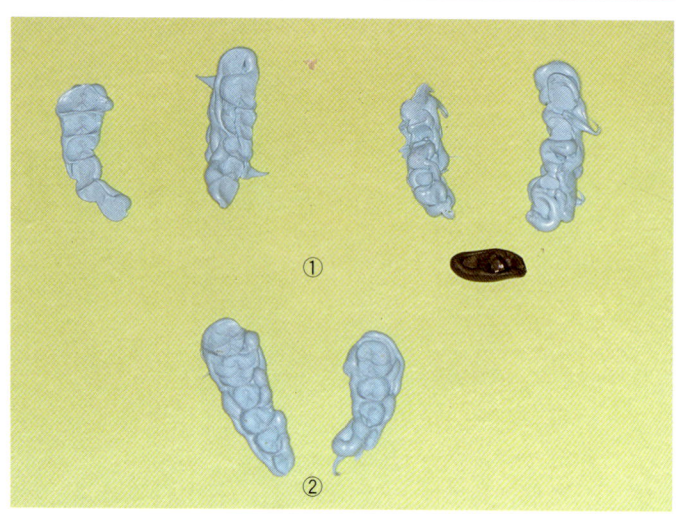

❹-1 咬合採得は以下の2種類を行う
①下顎がプロビジョナルレストレーション，上顎は前歯のみプロビジョナルレストレーションの状態でそれをジグとして用い臼歯部にて咬合採得
②上顎がプロビジョナルレストレーション，下顎は臼部の歯冠修復部位が形成された状態で咬合採得

❺ 上下模型の咬合器装着状態

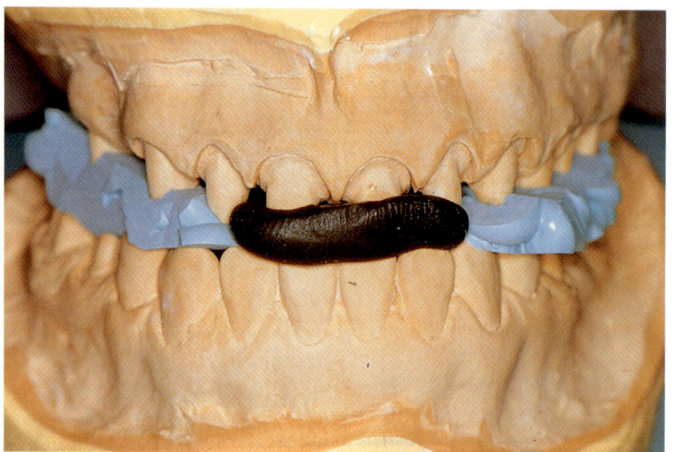

❺-1 上顎が支台歯，下顎がプロビジョナルレストレーションの状態での上下顎模型の咬合器装着状態

6 上顎のワックスアップ

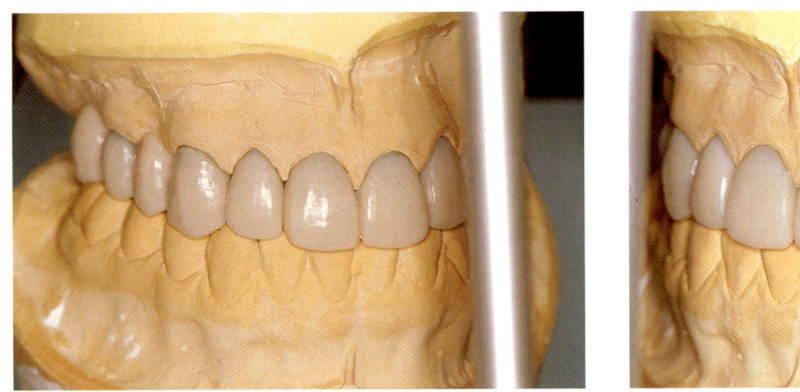
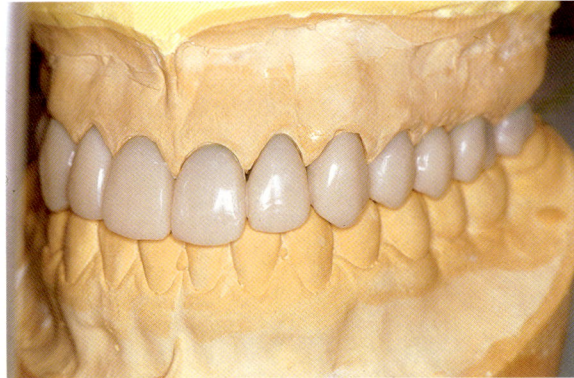

6-1 下顎のプロビジョナルレストレーションが装着された歯列模型を基準として上顎歯冠修復物のワックスアップを行う

7 下顎のワックスアップ

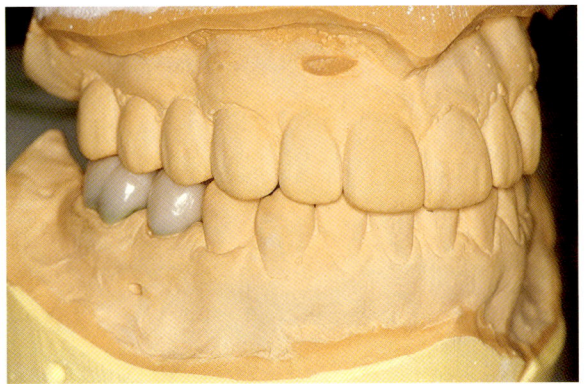
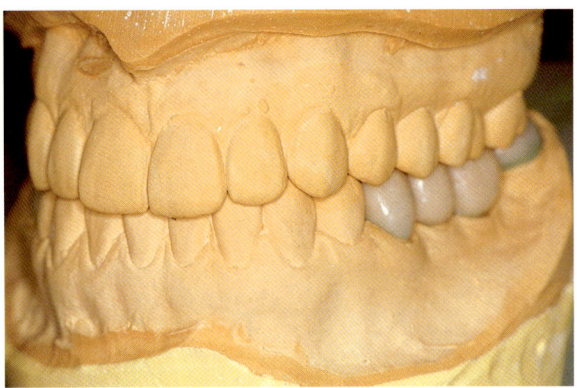

7-1 上顎のプロビジョナルレストレーションが装着された歯列模型を基準として下顎歯冠修復物のワックスアップを行う

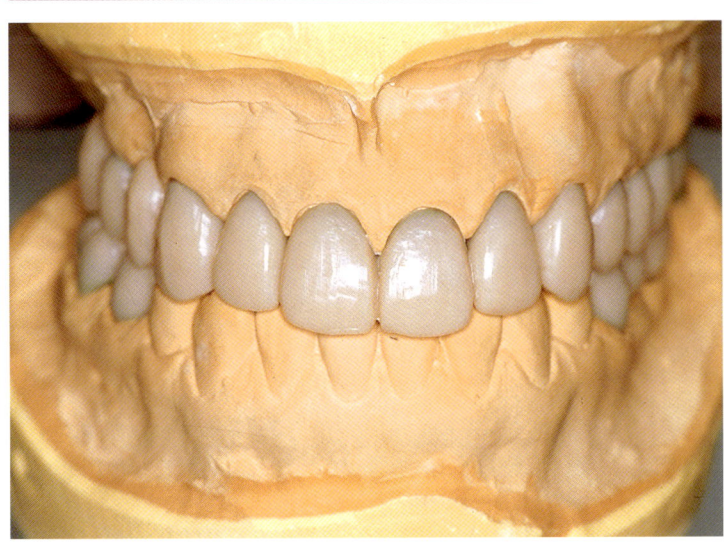

1-2 上下顎の歯冠修復物のワックスアップを別々に行っても、煮詰められたプロビジョナルレストレーションで、その情報が的確に咬合器上にトランスファーされ、調節されていれば、ガタつきの全くない咬合面の適合が可能である

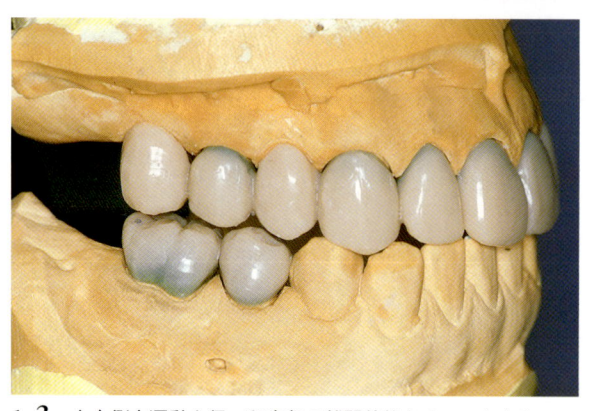

1-3　左右側方運動を行い臼歯部の離開状態をチェックする

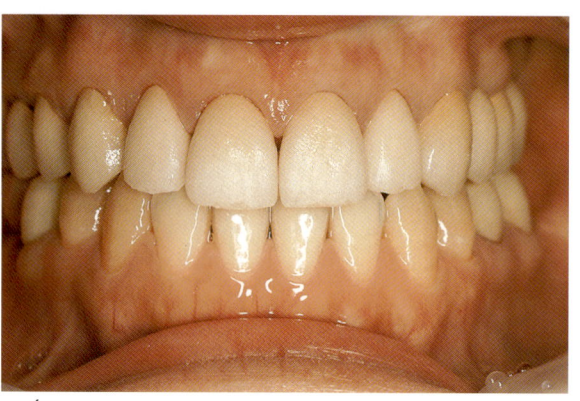

1-4　ビスケットベイクの段階での歯冠修復物の口腔内での試適

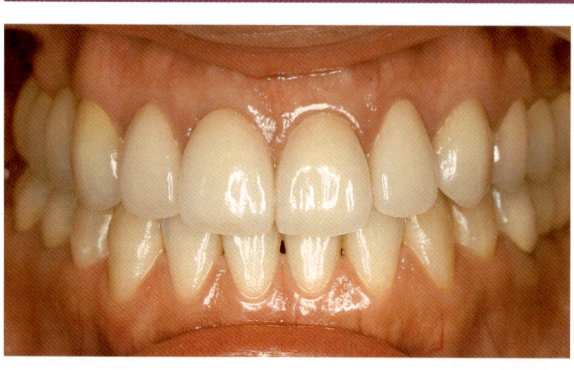

1-5　最終歯冠修復物を装着した状態．プロビジョナルレストレーションで確定された顎位が再現されており，患者も機能的，審美にも満足のいく状態であった

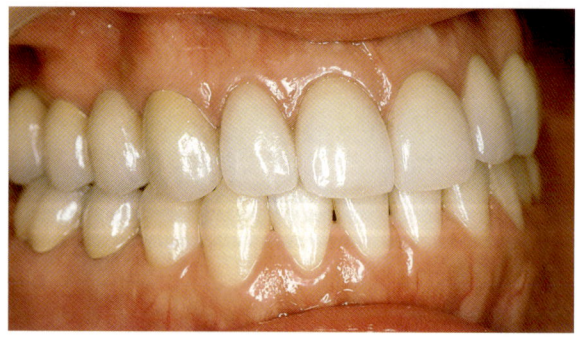
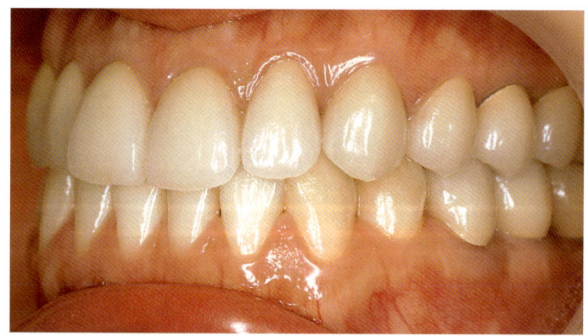

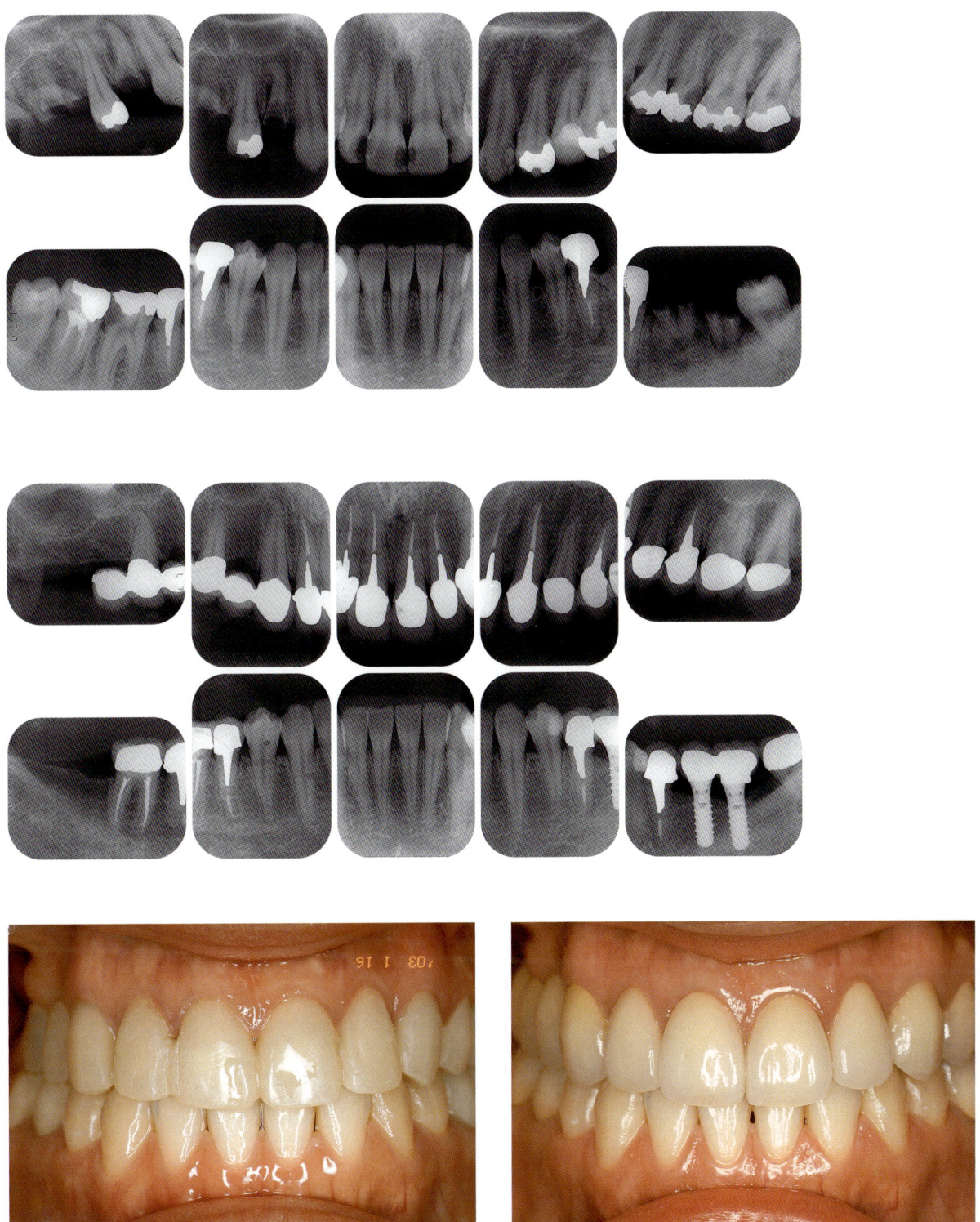

1-6 術前（上段），術後（中段）のX線写真．最終プロビジョナル(❶-1)と最終補綴物装着観（右）（技工担当：岩淵一文）

プロビジョナルレストレーション

4

応用臨床例

Clinical applications

1 抜歯後即時にプロビジョナルレストレーションにより歯肉の整形を行ったオベイトポンティック
Ovate pontic for gingivoplasty by provisional restoration immediate to extraction

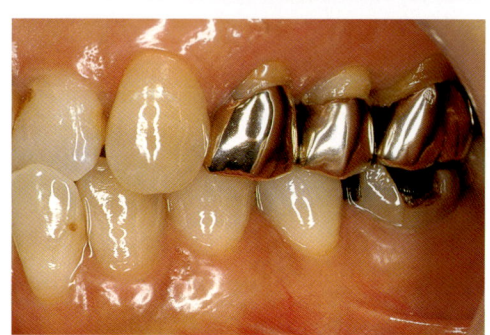
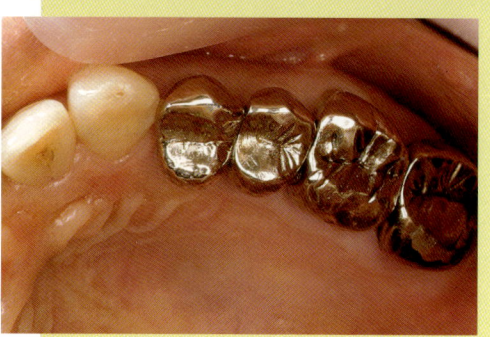
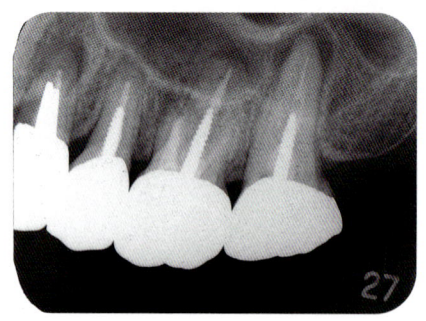

1 初診時における口腔内所見．|4 の打診痛を訴え来院．|4567 に不適合補綴物がみられる．|4 の近心のプロービング値は 8mm であり，破折線が確認された．初診時 X 線写真

患者：38歳，女性，大学講師

主訴：|4 の打診痛

所見：主訴となる |4 近心のプロービング値は 8mm であり破折線が確認された．|3 は健全歯であり，|4567 に不適合補綴物がみられる

患者の要望：特になし

問題点：主訴となる |4 は保存不可能の状態であり，欠損補綴を行う必要がある

治療計画：患者との話し合いのなかでインプラント治療は拒否．ブリッジによる回復を行うこととする．設計としては，犬歯は健全歯であり側方ガイドに強く関係していることから支台歯としては含まず，|56 支台の延長ブリッジとすることを計画する．抜歯後における歯肉の連続性を可及的に保存することを目的に，抜歯時におけるプロビジョナルレストレーションの段階でオベイトポンティックを応用する．抜歯部位が治癒するまでの期間経過観察を行い，粘膜面の反応に応じて適時基底面の調整を行う．治癒後，粘膜が安定していることを確認したのちに印象採得を行い，最終歯冠修復物を製作，装着する

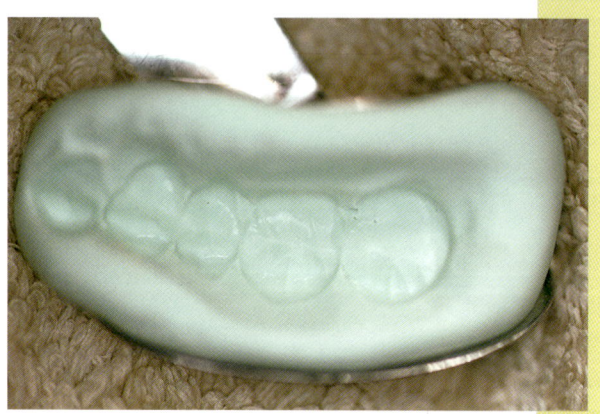

2 |4 の抜歯を行う前に，直接法を応用したプロビジョナルレストレーションによる咬合の回復，抜歯部位の歯肉にオベイト形態の付与を計画．シリコーンパテにより抜歯前の状態を印象しておく

Comment

今回，直接法のプロビジョナルレストレーションにおいて抜歯即時にオベイトポンティックの形態を付与し，歯肉の連続性を保存した．重要なことは，歯槽堤粘膜の治癒過程において，プロビジョナルレストレーションのポンティック基底面と粘膜の密着が適切であるかどうかを適時確認していくことである．過度の圧迫であった場合は基底面の調整を行い，再度経過観察を行う必要がある．プロビジョナルレストレーションの段階で歯槽堤粘膜とポンティックの関係が適切であることを十分評価したうえで最終印象へと移行する．

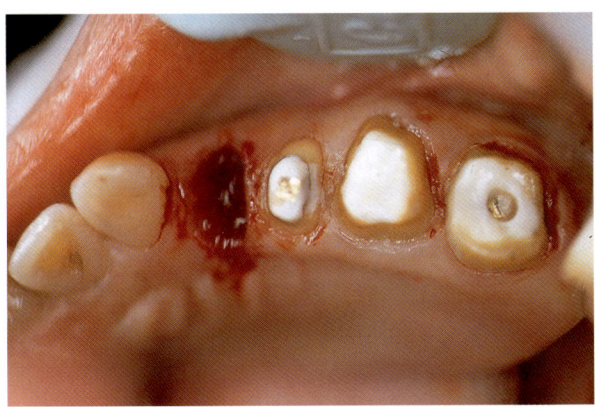

3 プロビジョナルレストレーションに置き換える部位のアウタープレパレーションを終えたのちに|4 の抜歯．周囲組織（歯肉，歯槽骨）を傷つけることのないよう注意深く行う必要がある

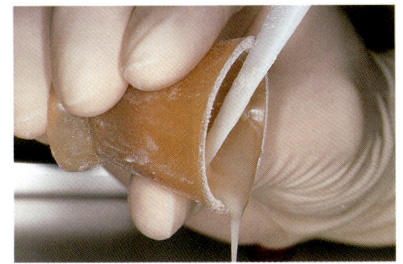 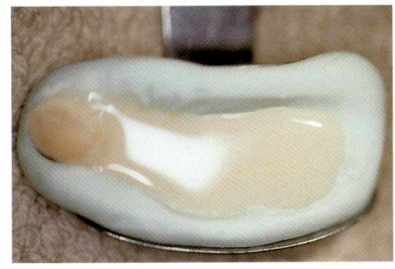 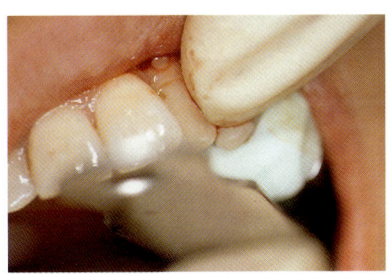

4 即時重合レジンをラバーカップ上でミキシングし，シリコーンパテ上に流し込む．流し込んだ即時重合レジンの表面が曇ってきたのを目安として口腔内に圧接する

5 口腔内に圧接した状態．支台歯にワセリンを塗布し，硬化が始まる時期から着脱を繰り返す．同時にスリーウェイシリンジによるスプレーを行うことにより，レジンの冷却および残留モノマーの除去を期待する

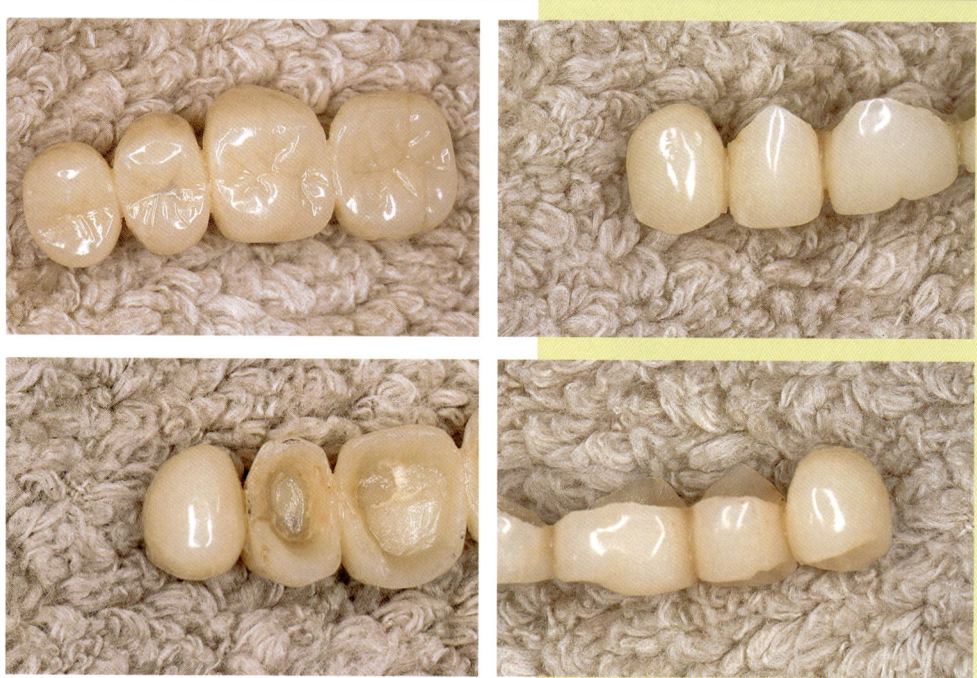

6 プロビジョナルレストレーション．圧接した即時重合レジンが硬化したのちにプロビジョナルレストレーションの作製を行う．咬合面においては咬合機能の回復を目的として調整する．ポンティック基底面のオベイト形態．基底面の底部は歯槽骨頂より 1〜2mm 離れたところに位置するよう設計し，頬舌的幅径および近遠心的幅径は抜歯窩を満たすように設計する．さらに基底面は全周にわたり十分に研磨されていることが重要なポイントとなる

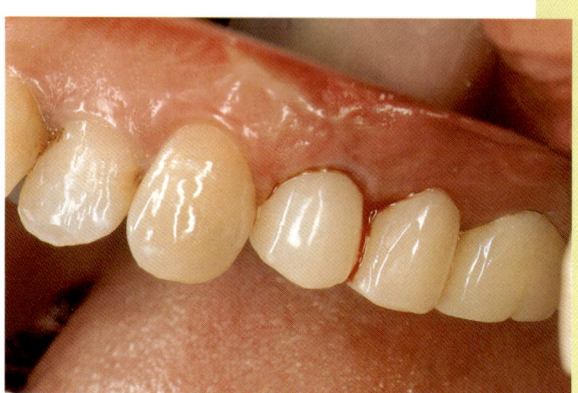
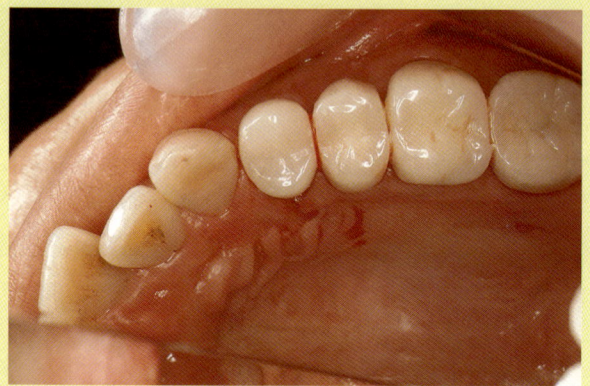

7 プロビジョナルレストレーションを口腔内に装着した状態．抜歯窩周囲がポンティック基底面で十分に満たされていることを確認する．この時点で過不足がある場合は，基底部の更なる調整を加えたのちに装着する

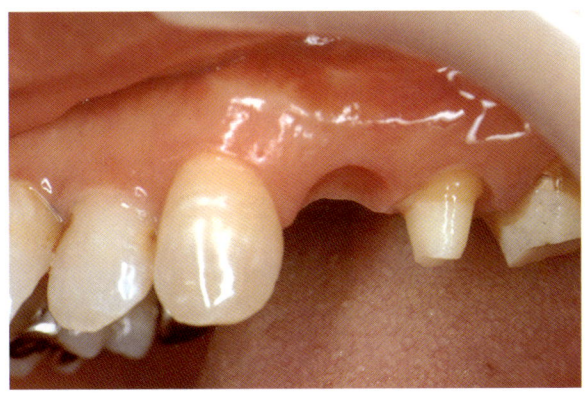 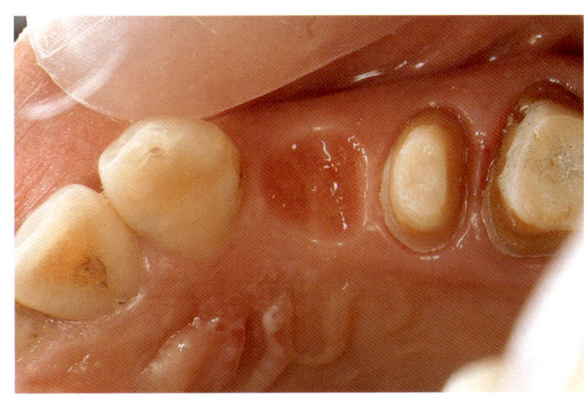

8 抜歯窩治癒後．歯間乳頭が失われることなく存在しており，スキャロップの連続性が保たれていることが理想である．欠損部の粘膜組織は，プロビジョナルレストレーションと密接に接しているため角化傾向の弱い組織であるが，炎症性の歯肉でないことが重要である．炎症反応が存在する場合は，プロビジョナルの基底面に対してさらなる調整を加える必要がある．炎症反応が消失し，安定した歯肉が獲得されたのを確認したのちに印象採得へと移行する

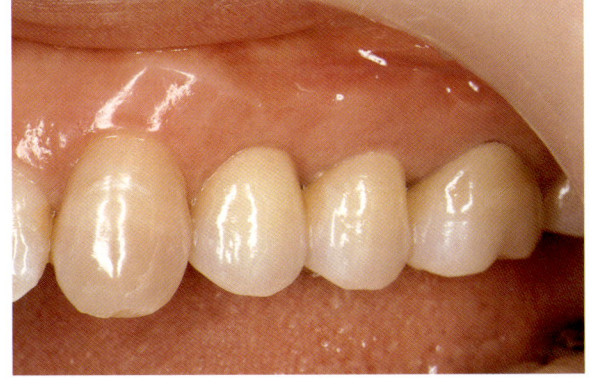 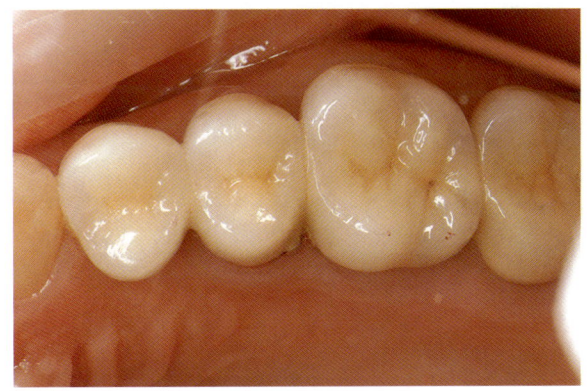

9 最終修復物の装着．ポンティックの基底面は歯槽堤粘膜と密着しており（4〜5分間の圧迫により貧血帯が消失する程度），歯肉のスキャロップが連続性を保っていることが理想的である．最終修復物は仮着による経過観察を行い，咬合接触関係および歯槽堤粘膜が問題なく機能していることを確認したのちに，最終セットへと移行する

2 咬合再構成における プロビジョナルレストレーションの活用
Use of provisional restoration for occlusal reconstruction

患者：37歳，女性，主婦

主訴：|3 のセラモメタルクラウンの破折を機に前歯修復物の再製を希望

所見：下顎前歯以外はすでに補綴されていたか，ほとんどの補綴物は不適合な状態であった

患者の要望：前歯をきれいにしたい．以前，上顎前歯はもっと見えていた

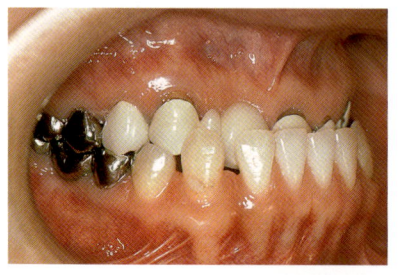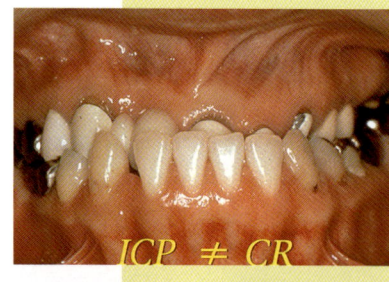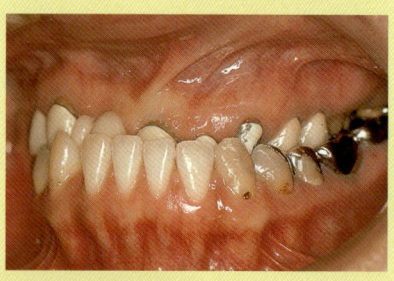

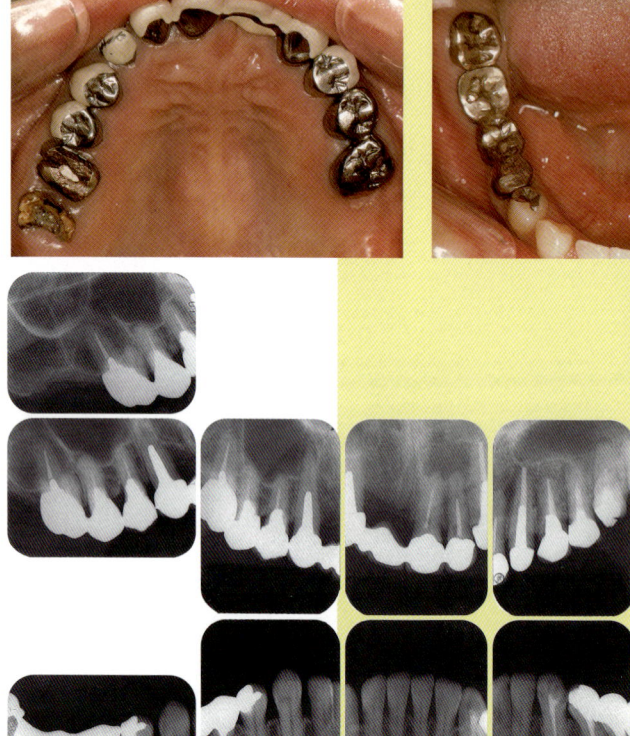

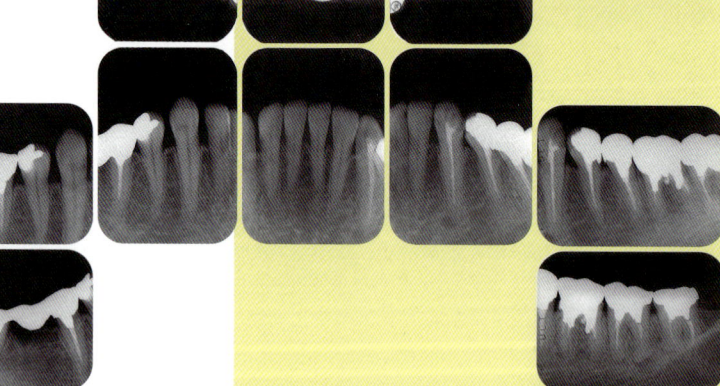

1 初診時．|3 ポーセレン破折を主訴に来院．これを機に前歯をきれいにしたいと希望．若いころは上顎前歯がもっと見えていたということからも咬合高径の低下が考えられた．432|間に離開が生じている．|6 のメタルコア，|7 の残根に下顎のクラウンが接触しており，咬合高径はかなり低下していると推測された

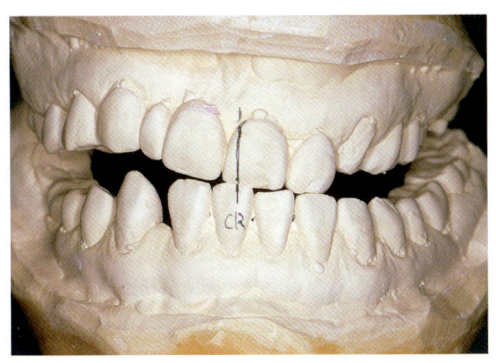
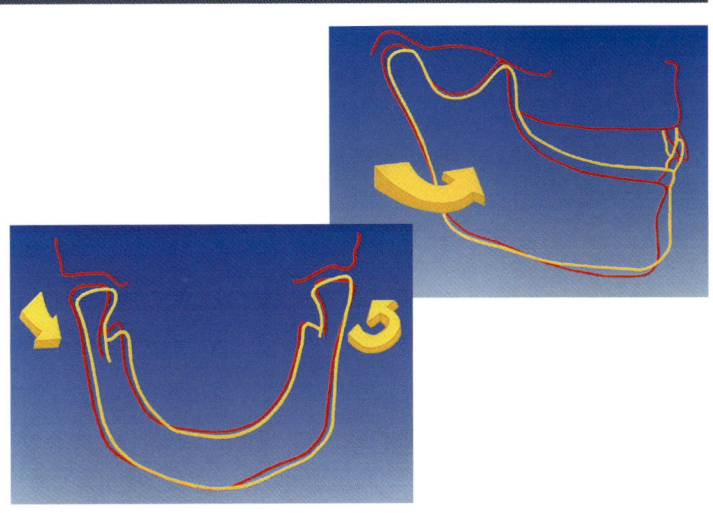

2 中心位で咬合器に装着した診断用模型での早期接触の状態．この早期接触から下顎は左前方に偏位して最大咬頭嵌合位に至る．その模型診査による下顎の偏位の様子を右に図示．赤は中心位・生理的状態，黄線は最大咬頭嵌合位の下顎位

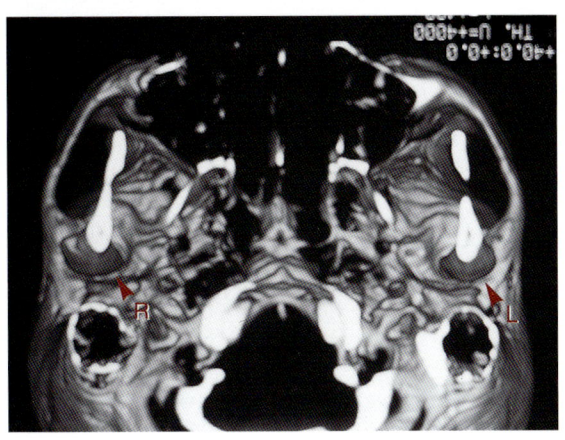

3 CT の三次元立体画像で下顎頭を観察すると左側の下顎頭が右側のほぼ 2/3 の大きさに変形している．**2** で示した下顎偏位の回転軸になっていた負荷による影響であろうと推測される

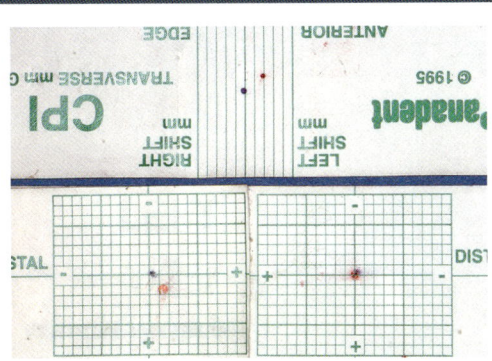
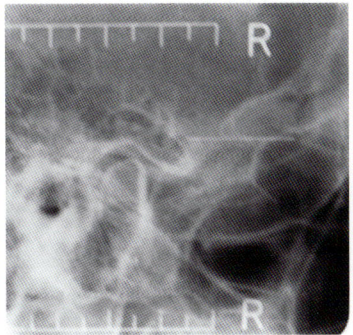
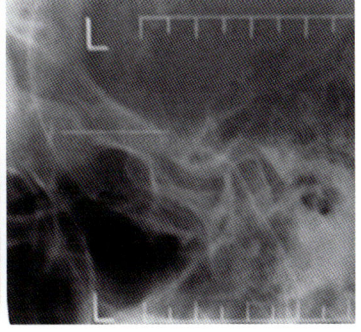

4 API のグラフでは，左側下顎頭は中心位と一致してみえるが，**2** で示すとおり，実は偏位の回転の軸となっていたようである（左）．右は初診時の顎関節規格写真．API のグラフでの結果と同様に左側は偏位がみられず，右側に若干の下方偏位がみられた

咬合高径の検討

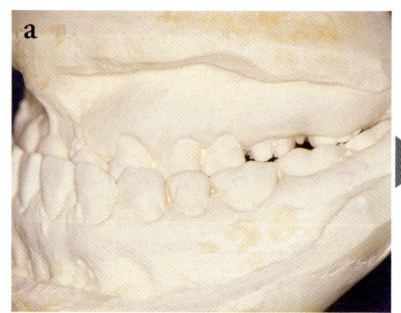

a
ICP（生理的咬合高径）より4mm低下？

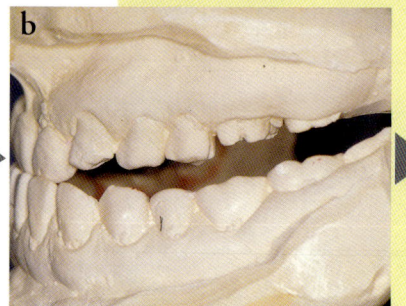

b
CR/生理的下顎位置（早期接触での状態）

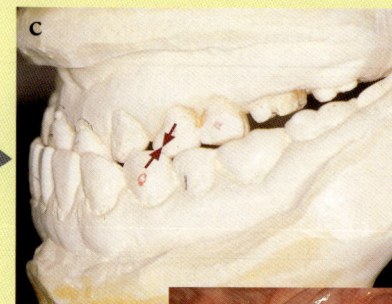

c
接触するまで調整まだ低い？

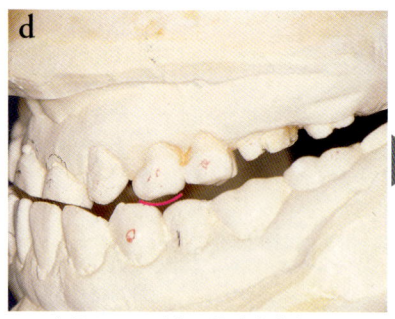

d
この高径あたりが生理的咬合高径か．ICPから4mm up，残存天然歯の形状で考察

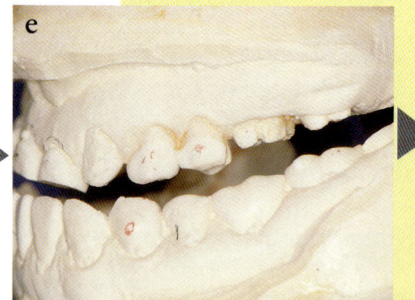

e
（−4）＋6＝2mm ICPから補綴治療の便宜のため6mm
−4mmから6mm upしたので生理的状態では±すると2mm upとなり許容範囲

f

5 生理的状態の回復と審美性の改善のため，咬合高径をどのように決定するか模型で模索していく（**a**）．早期接触したところを新たな咬合高径と安易に決定してよいであろうか（**b**）．|4 の天然歯が患者元来の歯冠長の参考となるため，|4/4 が接触するまで調整した．|4 のクラウンの形態が不自然で短く，大臼歯の状態からも **c** の状態は低すぎると判断した．|4 の自然形態を想定し，|4/4 とのバランスと患者自身の話を合わせ **d** の状態が本来の咬合高径ではなかったかと推測した．ICPからインサイザルピンで4mm上げている．補綴物形態を考慮し，**d** から2mmさらに上げた **e** の咬合高径をテストポジションとすることとした．オーバーレイを製作した（**f**）

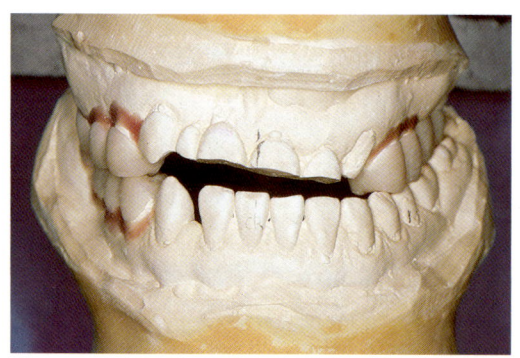

6 患者既存の天然歯の歯冠長などを参考に咬合高径を模索した．仮に決定した高径でオーバーレイを作製する

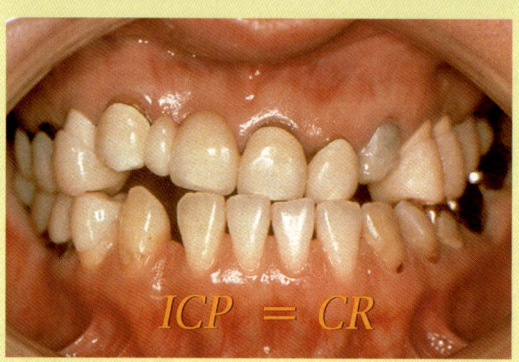

7 中心位・生理的下顎位で仮に設定した咬合高径でオーバーレイを仮着している．このテストポジションで再度下顎位の評価を行う

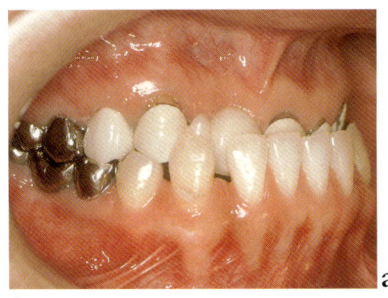 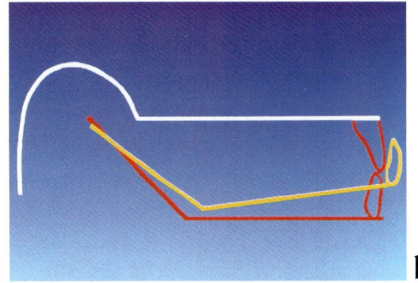 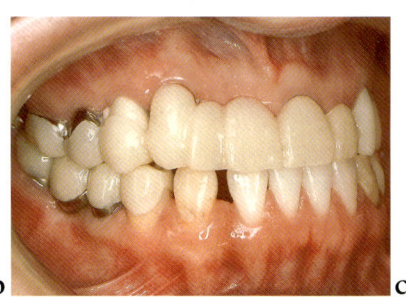

8 この患者はたび重なる補綴治療．補綴物脱離後の放置により b 図の黄ラインのように偏位し，a の状態に至っていたものを，オーバーレイで b 図の赤ラインに戻した．c は図赤ラインあたる．次に c の状態の是非を検討する

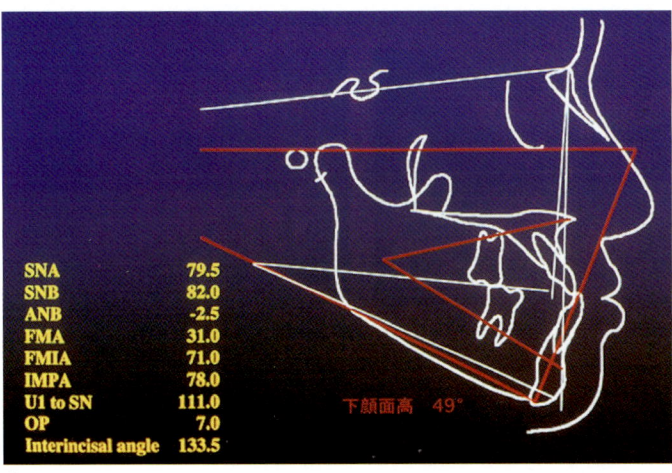

9 テストポジションでのセファログラムによる分析．Ricketts の提唱した下顔面高の角度 49°からこの高径は良好と判断した．外科矯正は患者が望まなかった

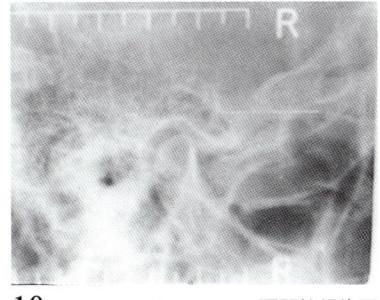 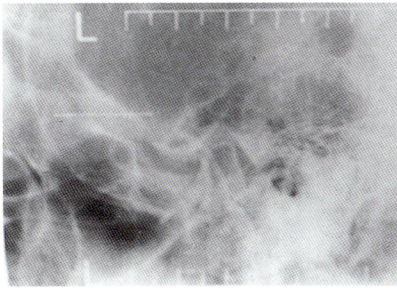

10 テストポジションでの顎関節規格写真．咬合高径は低位となっていた状態から挙上し，さらにやや高位としているが，生理的範囲であることが下顎頭の位置から推測される

問題点：現状の下顎位のまま前歯の補綴治療を行っても，また破損する可能性が考えられる．Class III であり審美性の回復には外科矯正も必要な状態に思われた．また左側大臼歯はクラウンの脱離した支台と対合歯が咬合するなど，咬合高径の低下と下顎の偏位が推測された

治療計画：補綴治療はほぼ全顎におよび咬合の再構成治療が必要であった

1. 下顎の偏位と咬合高径の低下が著しいと推測できたことから，下顎位の是正を行い，その位置が患者にとって生理的で快適な状態であることをオーバーレイ（可逆的処置であるキャップタイプのプロビジョナル）で確認してから確定的な治療計画を立案することとした

2. 初期治療（歯周治療，根管治療，矯正など）を行う

3. 診断用ワックスアップに従いプロビジョナルレストレーションを装着し3ヵ月以上かけて咬合の安定を観察，確認する

4. プロビジョナルレストレーションで得られた患者固有のアンテリアガイダンスをクロスマウント法により最終補綴物へとトランスファーする

5. 最終補綴物製作

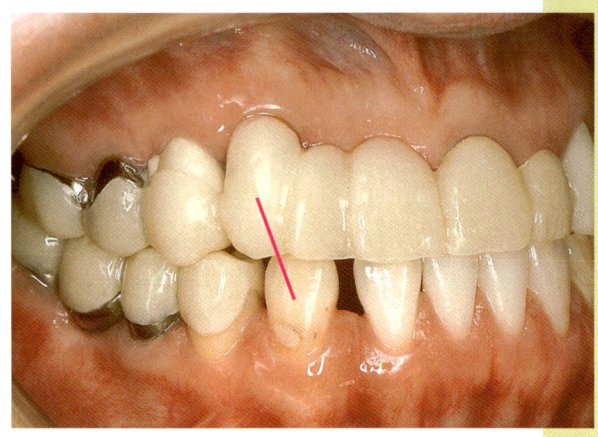

11 セファロ分析から上顎に対し下顎骨は大きく，患者は外科矯正を拒否したが，理想的には 4|4 抜歯で下顎のアーチを小さくすべきかもしれない．しかし，テストポジションで患者が快適であると認めていることと，上下犬歯関係が比較的良好であったことから，フレアアウトした下顎前歯間のスペースクローズ程度の矯正とし，診断用ワックスアップにてシミュレーションすることとした

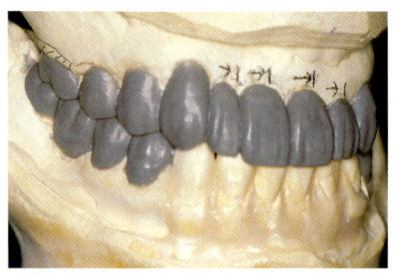 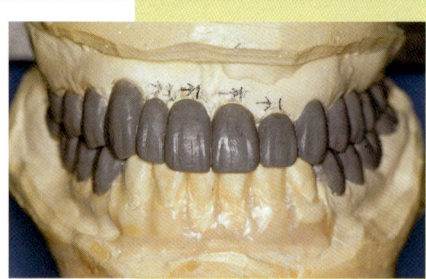 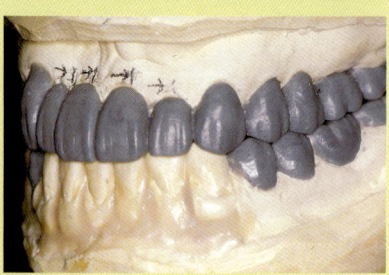

12 咬合高径が決定し，治療の指標を確認するため矯正と補綴により咬合再構成が可能かどうか診断用ワックスアップを行う．犬歯関係も良好でアンテリアガイダンスが確立できると判断した

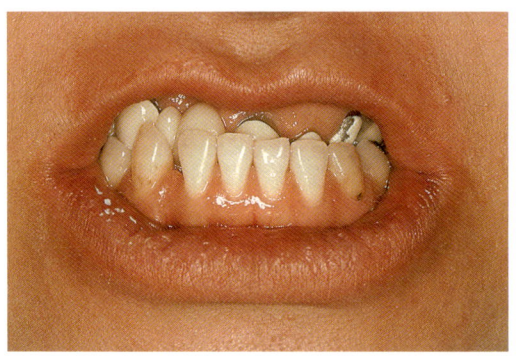 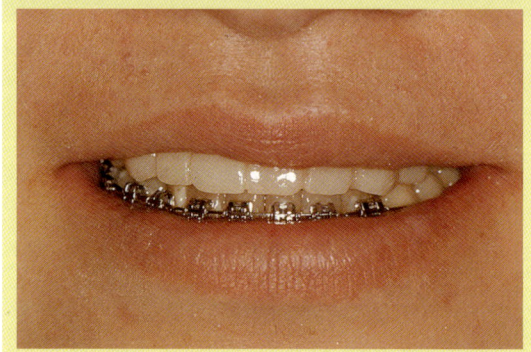

13 初診時の状態（左）．口腔周囲の筋は不自然な緊張がうかがえる．中心位・生理的下顎位で咬合高径を回復し治療中であるが，口腔周囲筋も自然な状態となった（右）

咬合高径の臨床的診断基準
・歯の咬耗 ・歯槽骨の挺出 ・歯の動揺 ・歯の移動（近心傾斜・フレアアウト） ・歯の欠損 ・顔貌のバランス ・咀嚼筋の緊張 ・TMD症候群・発音

これらを参考に咬合構成治療での咬合高径を検討し、またプロビジョナルレストレーションでこれらの項目が良好であり安定していることを観察する

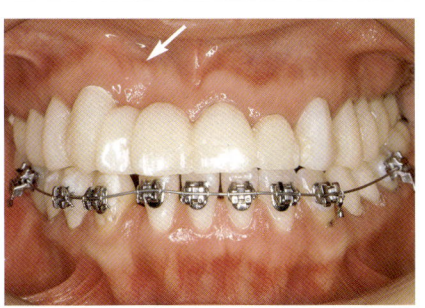
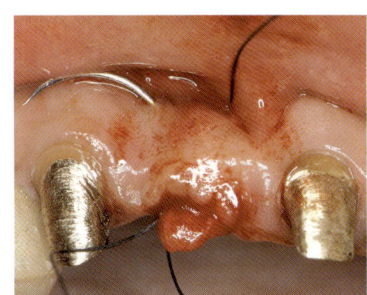
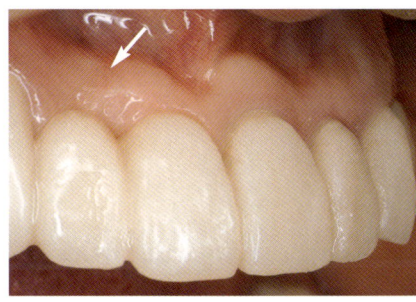
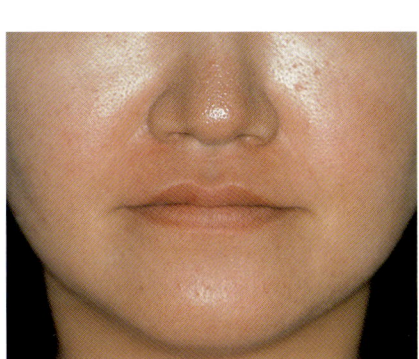
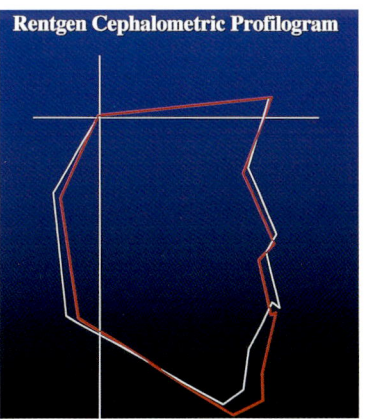

14 プロビジョナル装着中、顔貌の観察も重要である。上顎が小さいために鼻下部に豊隆が必要であった。プロビジョナルの状態から、まず2|部歯槽堤の陥凹の改善（←）と前歯の厚みをつけることを検討した

Comment

咬合再構成治療においてプロビジョナルレストレーションは、偏位した下顎を生理的に戻し咬合させ観察するという重要な役割を果たす。下顎の偏位により顎関節、咀嚼筋、歯（咬合）が非生理的な状態で機能すると、顎口腔系はメカニカルストレスを受ける。このようなメカニカルストレスが、歯や歯周組織ひいては咀嚼筋、顎関節に破壊的に働く可能性は否めない。メカニカルストレスの軽減は、治療後の歯、歯周組織、補綴物の長期維持安定に必要な要素である。

本応用臨床例では、プロビジョナルレストレーションの咬合再構成における意義が明示できるよう、特に下顎偏位の著しい症例を提示した。下顎偏位の方向や量は症例によりさまざまであるが、咬合再構成における下顎位の治療の指標は同じである（中心位・生理的下顎位）。治療の指標とする下顎位に是正するためのプロビジョナルレストレーションも、症例により偏位の改善量や方向が異なるだけで応用する手技はほぼ同じである。

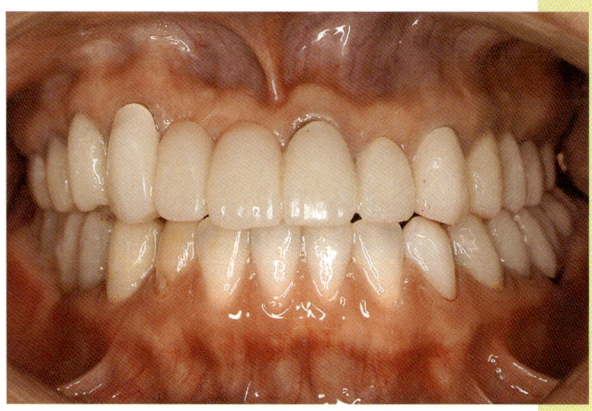

再評価
①歯周治療における再評価
②インプラントにおける再評価*
③根管治療における再評価
④矯正治療における再評価
⑤咬合治療における再評価
⑥補綴治療における再評価
・プロビジョナルの摩耗の観察
・仮着材のウオッシュアウトの観察
などを参考に補綴設計の再検討を行う
＊本症例にインプラントは含まれていない

15 最終補綴治療に移行直前のプロビジョナルレストレーション．治療計画に基づき製作した診断用ワックスアップの目標に近づいてきている

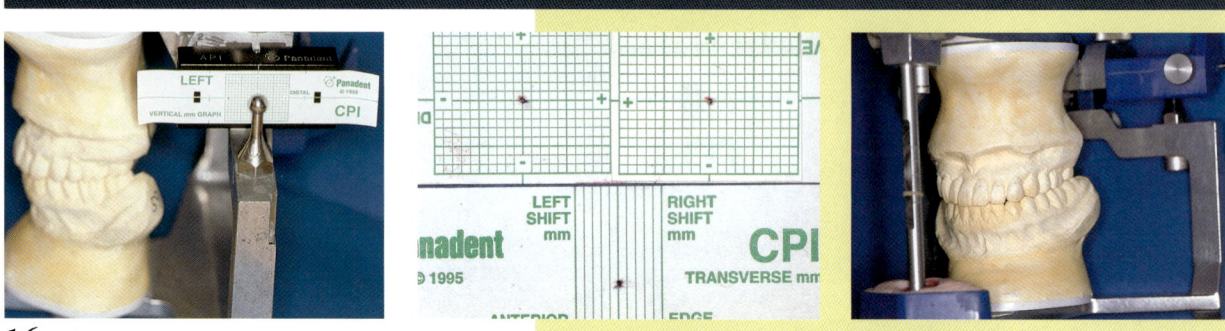

16 プロビジョナルレストレーションの模型を中心位・生理的下顎位で咬合器に装着し，APIで下顎位の再評価を行う．CR（生理的下顎位）が最大咬頭嵌合位であることを確認する（左，中）．プロビジョナルレストレーションで3カ月以上経過観察後，プロビジョナルレストレーションにより得られた情報を最終補綴物にトランスファーするためクロスマウントの準備をする（右）

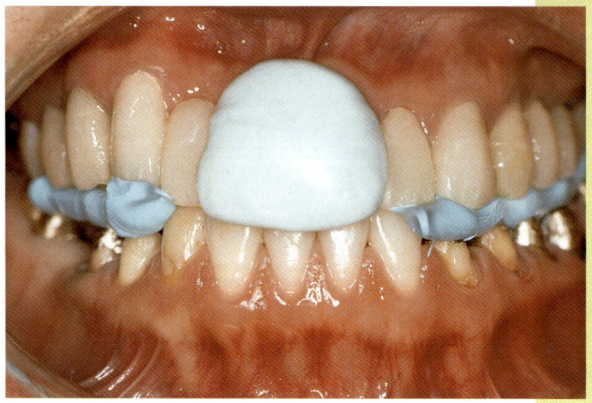

17 最終補綴治療のための印象採得，咬合採得もプロビジョナルレストレーションを利用して行い，クロスマウントする

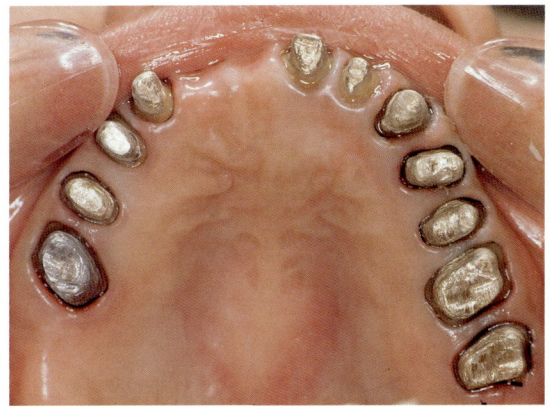
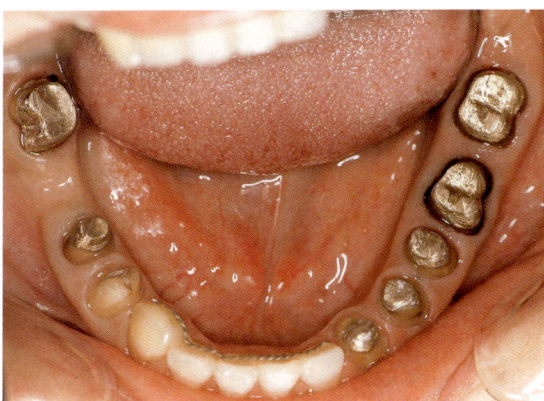

18 印象採得時の状態

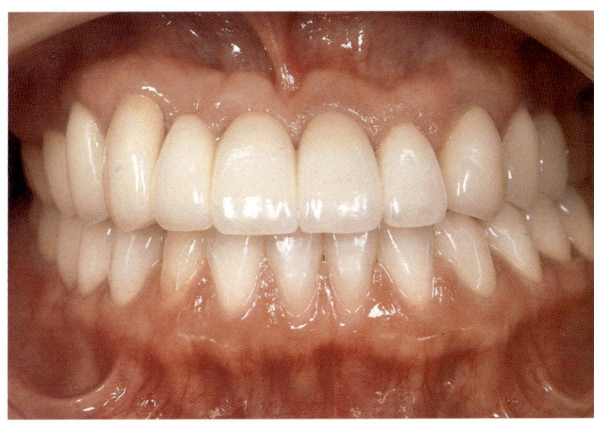
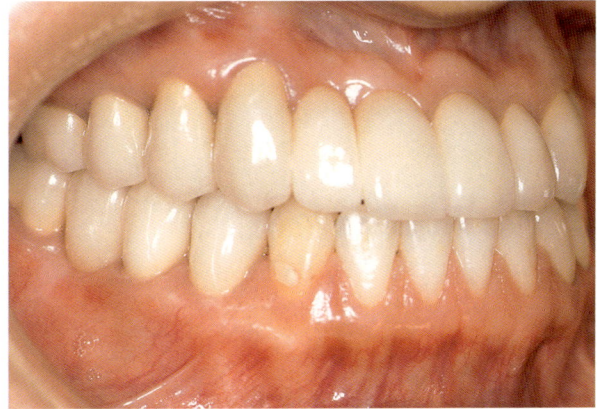
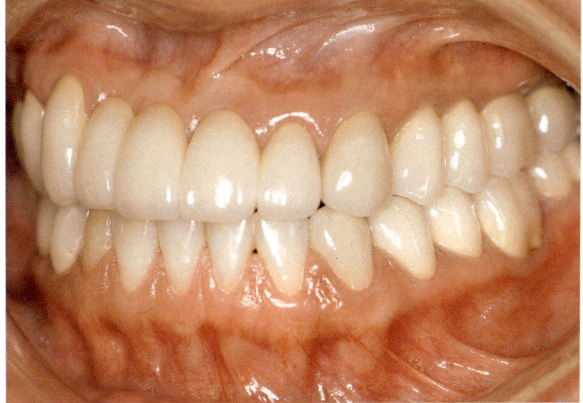

19 術後の状態

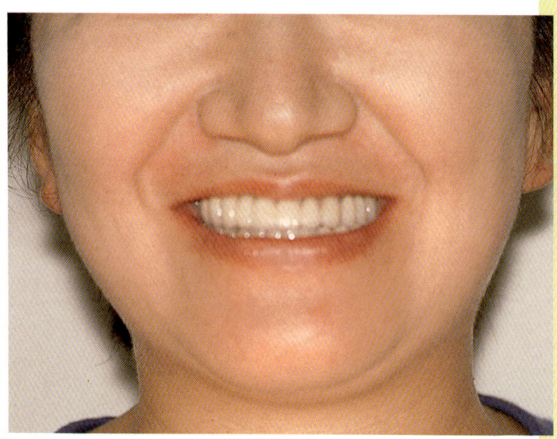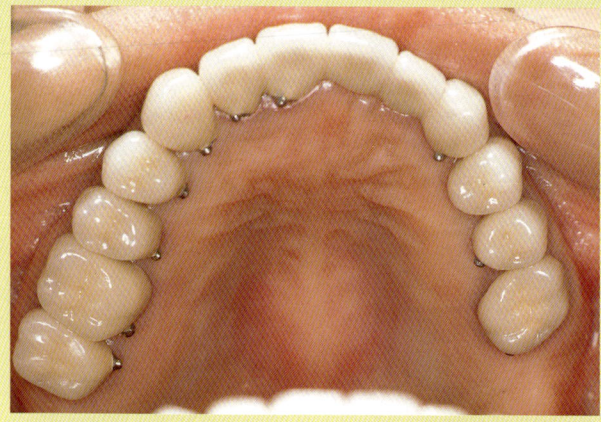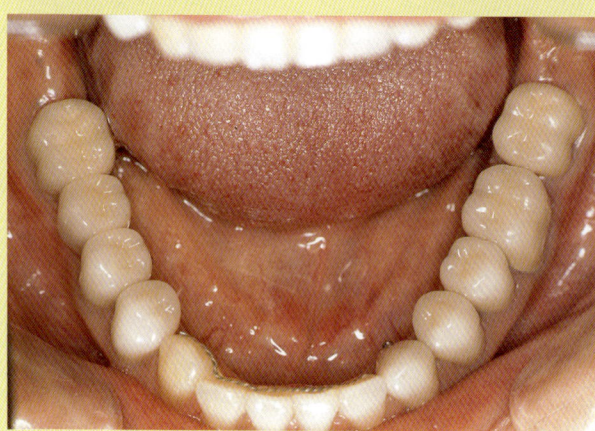

20 最終補綴治療終了時．治療計画に基づき定めた目標どおりに治療を行うことができた．初診の笑顔には筋の緊張がみられたが，術後は自然に笑顔がみられるようになった

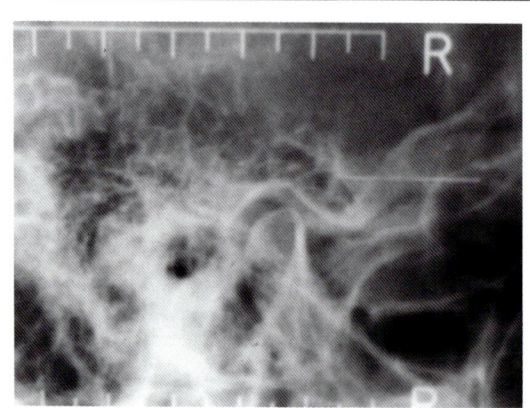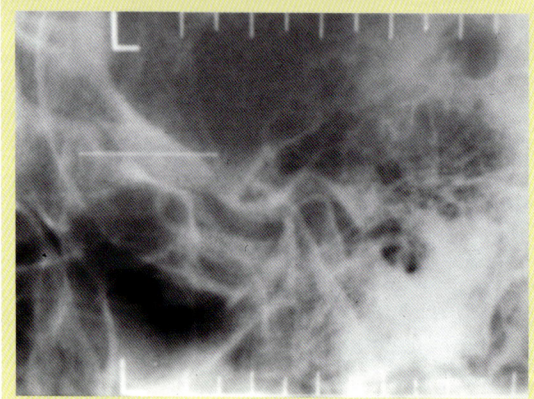

21 術後の顎関節規格写真

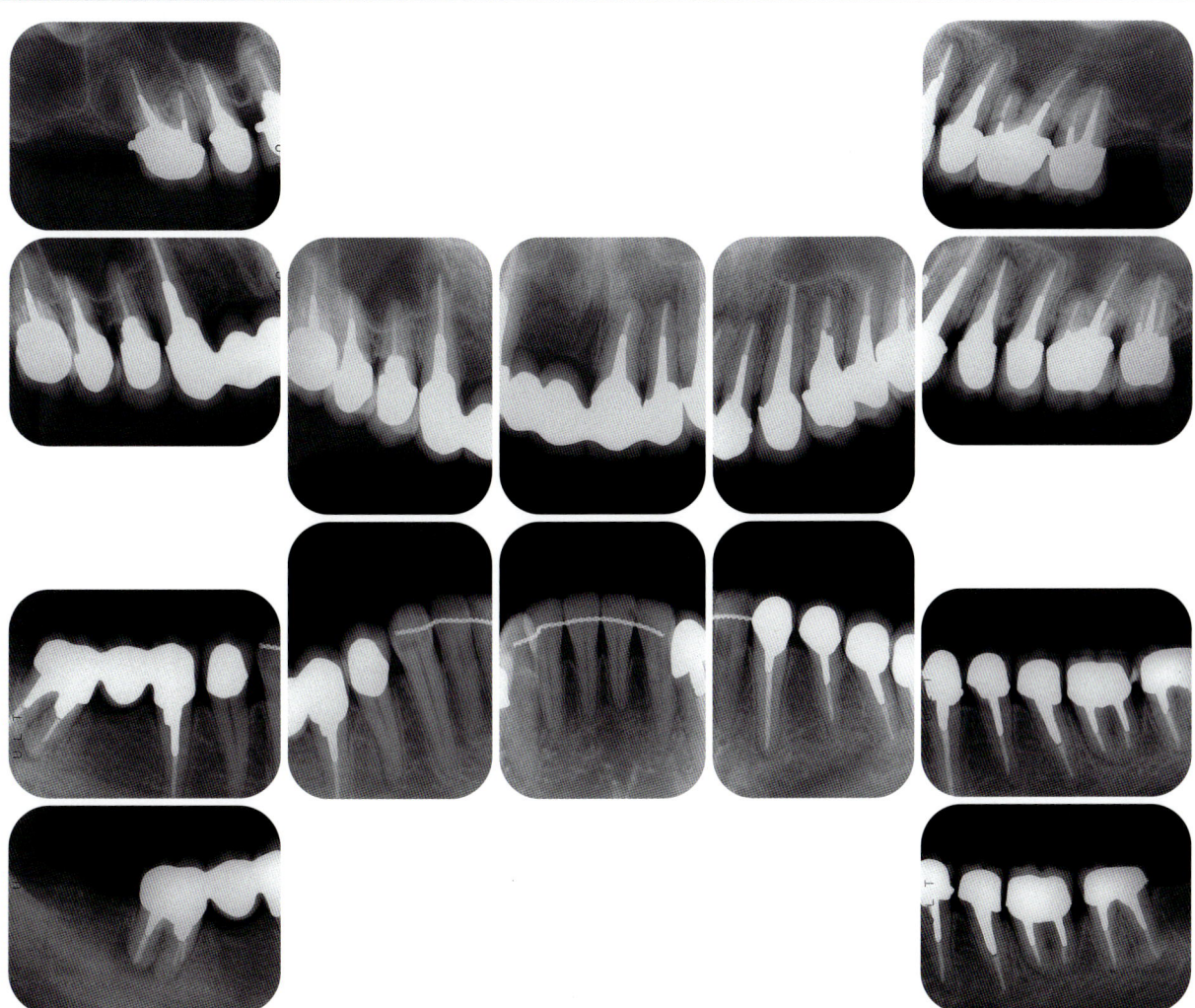

22 術後のX線写真．6̄ は 8̄ からの移植

3 インプラントのティッシュマネジメントにプロビジョナルレストレーションを活用した症例
Clinical case of provisional restoration that was utilized for implant tissue management

▶ Comment

審美的要求度の高い上顎前歯部にインプラント治療を行うにあたり，プロビジョナルレストレーションを活用することは非常に重要である．本症例からも，インプラントにおける審美修復治療を成功させるためには，外科的には一次手術時のインプラントの選択が重要であり，二次手術時に歯肉ラインをオーバーコレクションさせることが審美的改善に有効である．そのうえで，歯肉の熟成をプロビジョナルレストレーションでコントロールする．そうすれば，上部構造に対して理想的な歯肉(粘膜貫通部)を形成することができる．そのようにして得られた理想的な粘膜貫通部の形態，歯頸線の連続性と対称性，歯間乳頭の高さを最終上部構造に反映していけば，審美的予知性が高くなる．

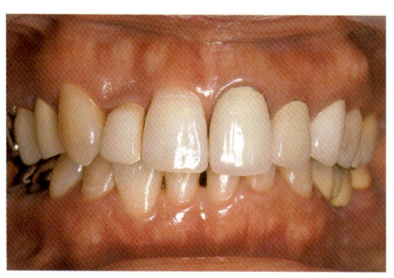 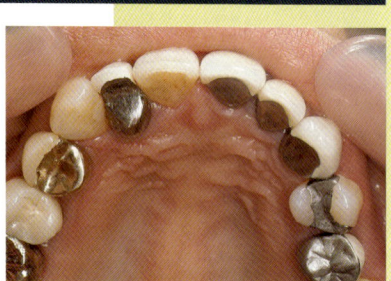

1 初診時の状態．マージンが不適合なクラウンが装着され歯肉の炎症も著しい．2⏌の補綴物の形態から歯根の位置は舌側に転位していることがうかがえる

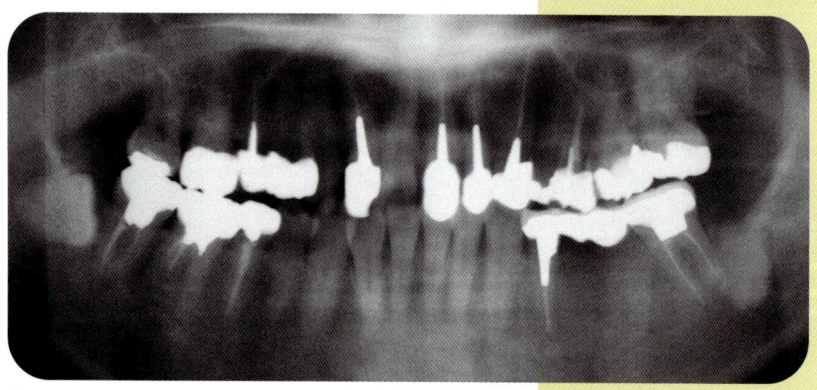

2 術前のオルソパントモグラフィ

患者：47歳，女性，主婦

主訴：前歯部の歯冠修復物の再製を希望

所見：すでに2⏌に修復物が装着されている．歯冠長・幅径ともに左側の同名歯と異なり，対称性を失っている．また，クラウンマージンは不適合で，周囲の歯肉は発赤・腫脹し，炎症が認められる

患者の要望：2⏌は現在の小さい歯ではなく，左側の歯と同様にしてほしい．なるべく天然の歯は削らないでほしい

問題点：2⏌の歯が舌側転位しているため，歯冠幅径が狭く，このままでは審美的に修復するのには非常に困難である

治療計画：前歯部の審美歯冠修復治療にあたり，tooth position および tooth arrangement の改善のために，矯正治療を計画したが拒否され，補綴的に改善することとする

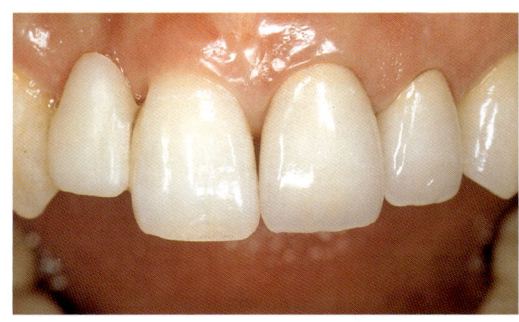

3 2|抜歯時，シェルにて左側側切歯と同様の歯冠幅径を再現する

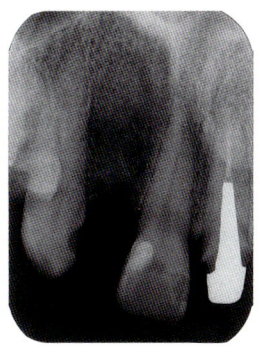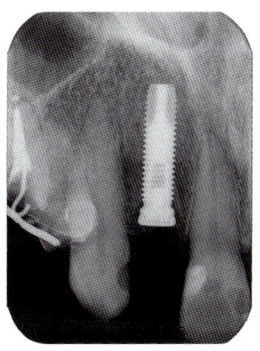

4 2|抜歯部位の治癒した骨の状態を示すX線写真（左）と一次外科終了時（右）．CEJ下方2mmの近遠心幅径よりも径の小さいインプラントを使用

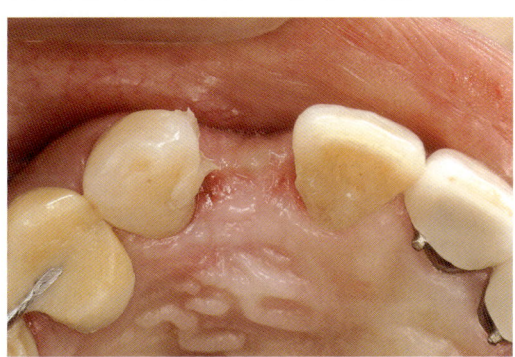

5 二次外科時

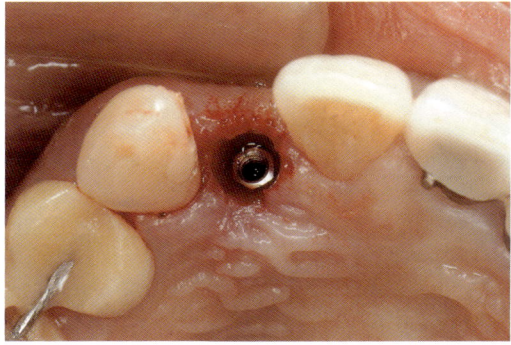

6 カバースクリューを外した状態．パンチング法に減張切開を加えてある

　左側の側切歯の幅径を計測し，右側でも修復が可能であることを確認して，2|を抜歯して抜歯即時インプラントあるいは治癒後の歯槽堤とのコンビネーションを対象としたオベイトポンティックを利用した③②①のブリッジあるいは2|のインプラント治療を計画した．そこで，歯をなるべく削らないでほしいとの要望からインプラント治療を行うこととした．

　最初に，初期治療で口腔内の環境改善を行い不適合補綴物を除去し，プロビジョナルレストレーションを装着，2|においてはシェルを用いて，審美的に修復が可能かどうかの確認をして2|の抜歯を行う．通常であれば，ここで，インプラントを抜歯即時埋入するのであるが，歯が舌側に転位しており，理想的な位置にインプラントを埋入すると1.5mm以上のギャップが存在することとなる．このため，即時埋入では確実なオッセオインテグレーションが得られないと判断し，抜歯部位の十分な創傷治癒を待ち，インプラントを埋入することとした．

　オッセオインテグレーションが獲得されたのちに，二次外科手術時にテンポラリーヒーリングアバットメントを装着し，アークコンセプトを考慮に入れ，歯肉ラインをオーバーコレクションした．1カ月以内に印象採得を行い，プロビジョナルレストレーションを作製し，プロビジョナルレストレーションにて歯肉の成熟を待って上部構造に対しての理想的な粘膜貫通部をスキャロップ状につくりあげた．

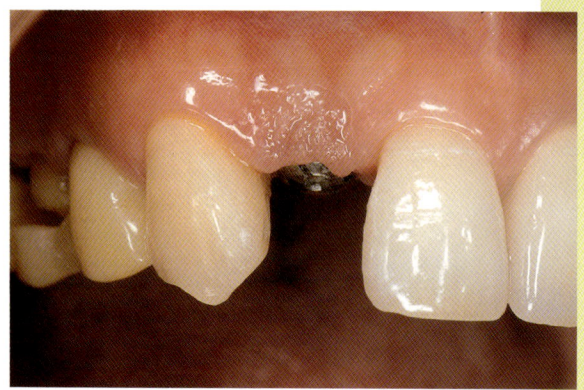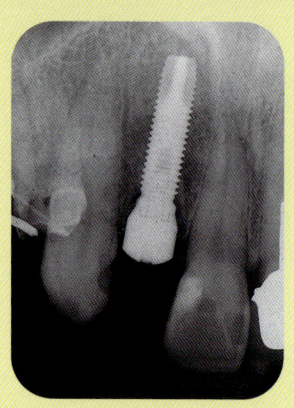

7 高径の低いテンポラリーヒーリングアバットメントを装着し，歯肉ラインをオーバーコレクションした状態とそのX線写真

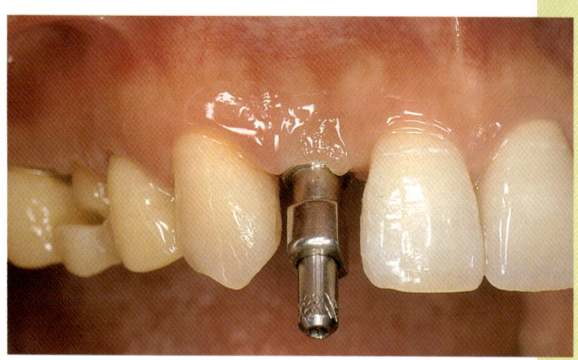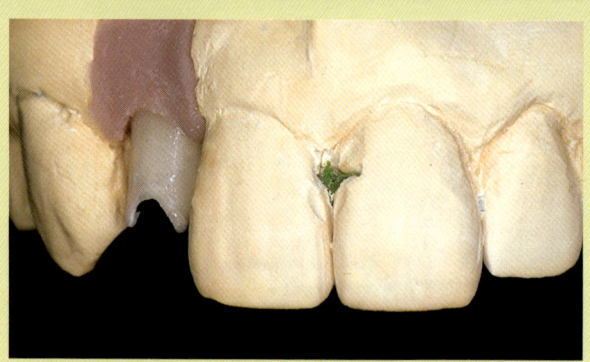

8 通常のインプレッションコーピングを装着し，プロビジョナルレストレーションの印象採得を行う．この時期は，二次外科後1カ月以内とする

9 シャドウに対応してセラミックを焼成したアバットメントを製作

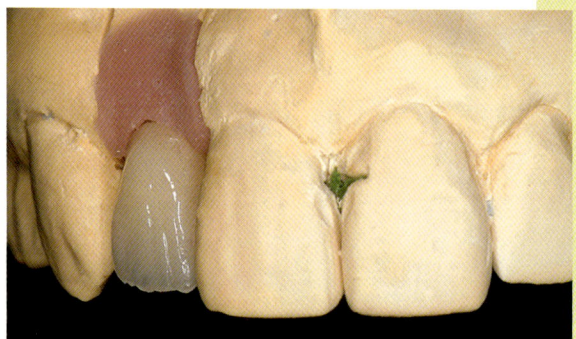

10 ガム模型を製作し理想的な歯肉ラインとトランジショナルカントゥアを再現し，そのうえでプロビジョナルレストレーションを製作する

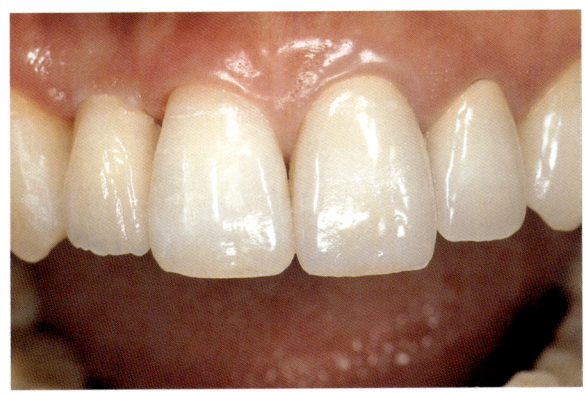
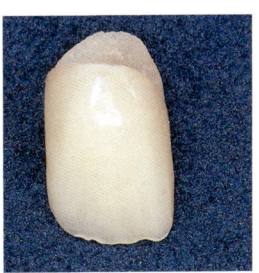
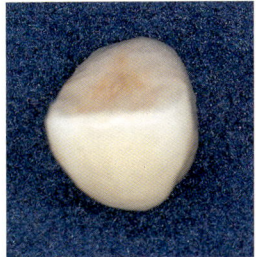

11 プロビジョナルレストレーション装着時，歯肉に貧血帯が存在する

12 調整された粘膜貫通部のプロビジョナルレストレーションの形態．適正なトランジショナルカントゥアが付与された

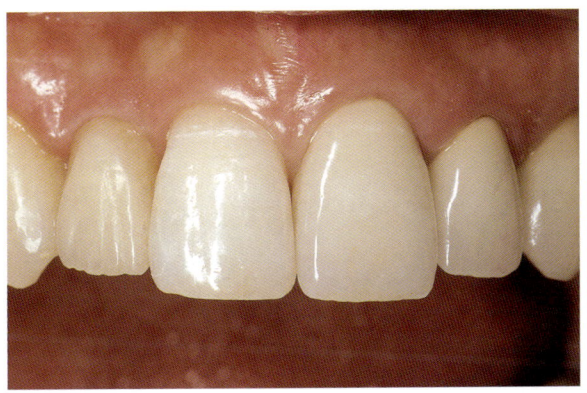
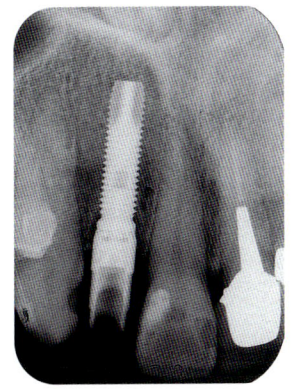

13 2⏌周囲歯間乳頭の形態と性状は良好である．同時期のX線写真

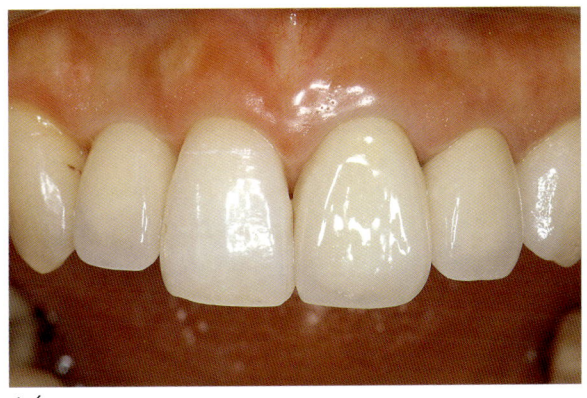
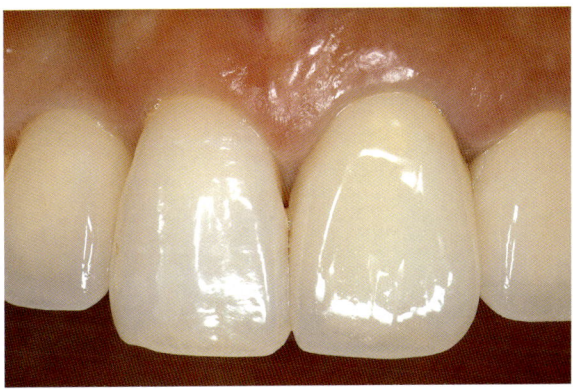

14 最終修復物装着1年後

参 考 文 献

Abrams L: Augmentation of the residual edentulous ridge for fixed prosthesis. Compend Cont Educ Dent, 1: 205-213, 1980.

Amsterdam M, Fox L: Provisional splinting: Principles and technics. Dent Clin North Am, 4: 73, 1959.

Amsterdam M, Abrams L: Periodontal prosthesis. In: Goldman H and Cohen DW, ed : Periodontal therapy. 5th edition, CV Mosby, St Louis, 1973.

Federick DR: The provisional fixed partial denture. J Prosthet Dent, 34(5): 520-6, 1975.

Federick DR: The processed provisional splint in periodontal prostheses. J Prosthet Dent, 33(5): 553-7, 1975.

Garber DA, Rosenberg ES: The edentulous ridge in fixed prosthodontics. Compend Cont Educ Dent, 2: 212-223, 1981.

Kim RL, Sochat P（山崎長郎，本多正明：共訳）：固定式補綴と歯周組織，歯周治療．現代の歯科臨床 8．医歯薬出版，東京，1985，pp287-312.

Kim RL（茂野啓示，木原敏裕：共訳）：歯周・咬合・補綴治療を成功させるための臨床的指標．補綴臨床，22(4)：468-480, 1989.

Kim RL: 固定性補綴治療と歯周組織との関係．井上昌幸，原耕二 編著：カラーアトラス 歯周―補綴治療．医歯薬出版，東京，1991.

Schluger S, Yuodelis R, Page R(青野正男：訳)：シュルーガー最新歯周治療学．医歯薬出版，東京，1981.

Shavell HM: Mastering the art of tissue management during provisionalization and biologic final impressions. Int J Periodont Rest Dent, 8(3): 25-43, 1988.

Skurow HM, Nevins M: The rationale of the preperiodontal provisional biologic trial restoration, Int J Periodont Rest Dent , 8(1): 9, 1988.

Weisgold A: Contours of the full crown restoration. Alpha Omegan, 7: 77-89, 1977.

Weisgold A: Coronal forms of the full crown restoration: Their clinical applications. Quintessence, Chicago, 1981.

索　引

dentogingival complex 69
esthetic elements 56
facial esthetics 16, 56
final restoration 23
provisional restoration 22, 23, 50
provisional treatment 24, 50
　　　― phase 24, 40
temporary crown 22
thick-flat 67
thin-scalloped 67, 72

あ
アクリルレジン 58, 68
アンテリアガイダンス 9

イニシャルプレパレーション 11, 43, 66
インターフェイス 76
インフォームドコンセント 54
インプラント治療 102

エステティックゾーン 31
エステティック診査 16
永久固定 43
炎症 40

オートミックスタイプのレジン 68
オーバーインプレッション 78
オーバーレイ 95
オッセオインテグレーション 103
オベイトポンティック 88, 89

か
カスタムインサイザルテーブル 76
カントゥア 26, 38, 67
　　―の製作 80
下顎偏位 93, 97
間接法 17, 49, 57, 58, 65, 66
　　―によるプロビジョナルレストレーション 49, 58

機能回復 29, 41
矯正治療 45

クラウンマージン 38
　　―の不適合 40
クロスマウント 13, 78
　　―の操作 76, 77
　　―プロシージャ 76
形成量のガイド 34, 35
形態修正用器具 68

欠損補綴 36, 37
研磨用器具 68

コンポジットレジン 66
咬合 56
　　―の安定 41
　　―の改善 41
　　―面の付与 66
咬合器 76
　　―装着 79, 82
咬合高径 41, 94
　　―の検討 94
　　―の臨床的診断基準 97
咬合再構成 92, 97
咬合採得 82
　　―法 76

さ
サブジンジバルカントゥア 66, 67
最終歯冠修復物 23 , 76

シェードテイキング 59
シミュレーション 8, 26

色調の再現性 54
軸面(形態)の付与 66
歯軸の評価 45
支持組織の評価 45
歯質の保護 26, 27
歯周環境 40
歯髄の保護 26, 27
歯槽堤粘膜 89
支台歯形成 13, 34, 35
支台歯決定 36, 37
支台歯の保護 54
歯肉縁下の形態 66
歯肉の整形 88
歯肉のバイオタイプ 67
歯肉の反応の評価 38, 39
修復歯列 45
修復物の評価 45
診査・基礎資料の収集 24
診査・診断 22
診断用ワックスアップ 8, 11, 49, 57, 65
審美性 8, 36, 54, 56, 68
　　―の回復 31
　　―基準 16
　　―考察 51
審美的要求 54

審美的な評価 57

スプリンティングデザイン 33
スプリンティングの範囲 43, 44
スマイルライン 16

セファロ分析 96
セラピューティックカントゥア 35
セントリックサポート 66
清掃性 36, 40
生物学的幅径 38
生理学的考察 51
生理的調和 54
早期接触 93
総合診断 54

た
直接法 57, 65, 66, 67
 ―と間接法による相違点 57
 ―によるプロビジョナルレストレーション 65, 67, 69

治療計画 54

ティッシュマネジメント 102
デザインの決定 43, 44
テンポラリークラウン 23, 54
テンポラリーブリッジ 23
低位咬合 66

トゥースサイズ 45
動揺歯の固定 37, 43

な
粘膜貫通部 102

は
発音 56
歯の位置異常 33

【監修者・編集者略歴】

山﨑長郎
- 1945年　長野県出身
- 1970年　東京歯科大学卒業
- 1974年　原宿デンタルオフィス開設

茂野啓示
- 1956年　和歌山県出身
- 1981年　岐阜歯科大学卒業
- 1989年　北山茂野歯科医院開設
- 1998年　京都大学再生医科学研究所再生医学応用研究部門・臓器再建分野研究員
- 2003年　京都大学博士号(医学)取得

北原信也
- 1963年　東京都出身
- 1989年　日本大学松戸歯学部卒業
- 1992年　北原歯科医院開設
- 2003年　ノブデンタルオフィス開設

歯科臨床のエキスパートを目指して
――コンベンショナルレストレーション
2 プロビジョナルレストレーション　ISBN978-4-263-40617-6

2004年 6月30日　第1版第1刷発行
2008年 5月15日　第1版第3刷発行

監修　山﨑長郎
編集　茂野啓示
　　　北原信也
発行者　大畑秀穂
発行所　医歯薬出版株式会社
〒113-8612　東京都文京区本駒込 1-7-10
TEL.（03）5395-7638（編集）・7630（販売）
FAX.（03）5395-7639（編集）・7633（販売）
http://www.ishiyaku.co.jp/
郵便振替番号　00190-5-13816

乱丁・落丁の際はお取り替えいたします　　印刷・三報社／製本・明光社
© Ishiyaku Publishers, Inc., 2004, Printed in Japan　［検印廃止］

本書の複製権・翻訳権・上映権・譲渡権・貸与権・公衆送信権（送信可能化権を含む）は，医歯薬出版㈱が保有します．

JCLS〈日本著作出版権管理システム委託出版物〉
本書の無断使用は，著作権法上での例外を除き禁じられています．複写をされる場合は，そのつど事前に日本著作出版権管理システム（FAX. 03-3815-8199）の許諾を得てください．